BIBLIOTHÈQUE MÉDICALE

FONDÉE PAR MM.

J.-M. CHARCOT ET G.-M. DEBOVE

DIRIGÉE PAR M.

G.-M. DEBOVE

Membre de l'Académie de médecine,
Professeur à la Faculté de médecine de Paris.
Médecin de l'hôpital Andral.

ACTINOMYCOSE

PAR LES DOCTEURS

GUERMONPREZ

Professeur à la Faculté libre de Lille.

ET

BÉCUE, de Cassel.

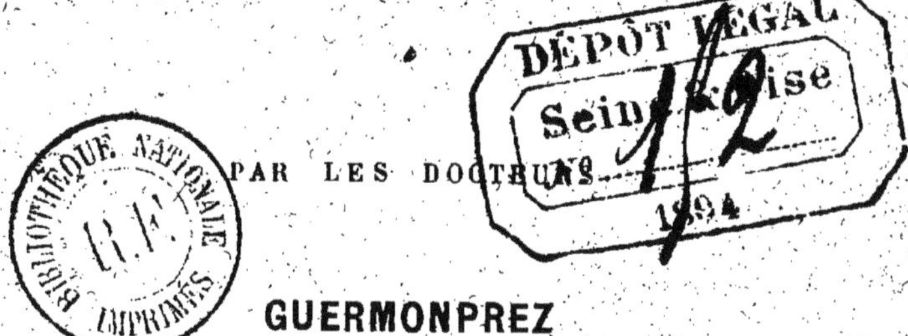

PARIS

RUEFF ET Cie ÉDITEURS

106, BOULEVARD SAINT-GERMAIN, 106

—

ACTINOMYCOSE

CHAPITRE PREMIER

HISTORIQUE

L'actinomycose, en tant que maladie distincte, a été décrite pour la première fois par un Italien, Rivolta, qui dit avoir observé, en 1868, dans un prétendu sarcome de la mâchoire du bœuf, certains éléments, qu'il compare à de courts bâtonnets semblables à ceux de la rétine; il leur assigne la dimension d'un pois ou d'une lentille. En 1875, le même auteur donne de nouveaux détails et décrit avec plus de précision les éléments actinomycosiques, qu'il distingue des cristaux, avec lesquels ils peuvent présenter des analogies. Il est à remarquer que Rivolta était tellement convaincu de la nature parasitaire de l'affection, qu'il fit des inoculations au lapin, sans succès toutefois.

M. le professeur Perroncito (de Turin), en 1875

également, donne, dans l'*Encyclopédie agraire du
D*^r* Cantani*, une description exacte d'éléments, de
corpuscules particuliers, qui se rencontrent dans
l'ostéo-sarcome du bœuf; et, de plus, il les considère
comme devant être vraisemblablement des cryp-
togames.

Ces divers travaux ne provoquèrent pas d'abord
la curiosité du public médical,... si bien que Bollinger,
professeur d'anatomie pathologique à l'Université de
Munich, entretint de son côté, en 1876, la Société de
morphologie et de physiologie de cette ville de productions morbides, fréquentes chez le bœuf, et en donna
une fidèle description : il avait rencontré, dans les
petits centres de ramollissement de ces productions,
des corpuscules particuliers, qu'il soumit à l'observation du botaniste Harz ; celui-ci y découvrit la présence d'un microphyte spécial, qu'il rangea parmi les
champignons, et auquel, en raison de la disposition
de ses éléments, il donna le nom de champignon
rayonné (*ray-fungus* des Anglais) ou *actinomyces*. La
découverte ayant été faite à propos d'une tumeur du
bœuf, le champignon fut appelé *actinomyces bovis*.

C'est de l'apparition du travail de Bollinger que
l'on date généralement la découverte de l'actinomycose ; on ne doit cependant pas lui accorder tout
le mérite de la priorité, car cet auteur n'a presque
rien ajouté à l'étude des auteurs italiens, qui l'ont
précédé et qui, comme lui, avaient uniquement en

vue l'actinomycose du bœuf, que les éleveurs connaissaient bien et que les vétérinaires considéraient, tantôt comme de l'ostéo-sarcome, tantôt comme de la tuberculose, de l'ostéite, etc..

La maladie nouvelle ne tarda pas à être découverte chez l'homme ; néanmoins, on ne reconnut pas tout d'abord son identité avec l'actinomycose du bœuf.

Le 2 septembre 1878, James Israël publia, dans les *Archives de Virchow*, des observations d'actinomycose humaine : dans deux cas personnels, qui se présentèrent sous forme de pyémie chronique, le pus des abcès renfermait de nombreux grains jaunâtres, dont le microscope démontra la nature actinomycosique. Israël fit part de sa découverte à Langenbeck ; et celui-ci reconnut immédiatement l'identité de ces faits avec un fait semblable, observé par lui en 1845 et resté inédit ; il joignit dès lors son observation à celles d'Israël.

Ce diagnostic rétrospectif n'est d'ailleurs pas le seul ; et l'on a pu ranger avec certitude dans les documents relatifs à l'histoire de l'actinomycose des faits rapportés par Lebert (1857) et Ch. Robin (1871). De l'aveu même de Bollinger, qui avait cru avoir la priorité, un seul ouvrage représentait des tumeurs semblables à celles dont il faisait communication : cet ouvrage était l'*Atlas de Lebert* ; une planche représentait les corps trouvés dans le pus d'un abcès provenant d'un malade, que Louis lui avait envoyé en 1848.

C'est là vraiment la première découverte de l'actinomycose, ou du moins la première publication ;
trois ans auparavant, Langenbeck l'aurait vue, sans
la publier.

D'autres auteurs rencontrèrent des cas d'actinomycose, mais la confondirent avec des affections
scrofuleuses ou cancéreuses ; ou encore ils ne surent à
quel diagnostic se rallier; témoin le cas du Dr Keller
(de Kiel), qui, en 1872, procédant à une autopsie,
trouva dans la cavité abdominale des abcès contenant
de nombreuses granulations, dont il ne s'expliqua la
nature que bien des années après, lorsque l'actinomycose commença à être connue en Allemagne.

Ponfick, en 1879, rapporta un cas d'actinomycose
vertébrale et reconnut son identité. A partir de cette
époque, les observations de la nouvelle maladie
deviennent de plus en plus nombreuses ; mais, chose
curieuse, tandis que les littératures étrangères, allemande, anglaise, italienne, russe, en signalent de
nombreux cas, très rares sont les mémoires en langue
française. Depuis la note de Davaine, en 1858, sur
des tumeurs indéterminées du maxillaire du bœuf
(lesquelles tumeurs sont, à n'en pas douter, des cas
d'actinomycose), et l'intéressant travail de M. le
professeur Laboulbène, publié en 1853, dans les
Comptes rendus de la Société de Biologie, sur « trois
productions morbides non encore décrites », qui sont
encore de l'actinomycose (la planche remarquable qui

accompagne le mémoire en fait foi), il faut arriver en 1884 à l'étude vraiment complète de Firket (de Liège), pour avoir une vue d'ensemble de la maladie. L'année précédente, Jullien en avait donné un aperçu dans la *Revue de Chirurgie*; on en trouve un autre dans les *Archives vétérinaires* (25 décembre 1883) ; mais c e sont des communications assez restreintes.

Depuis lors, la médecine vétérinaire et la médecine humaine ont travaillé concurremment à l'étude de la question : MM. Lucet, Nocard, Mauri ont observé l'actinomycose en France ; et, comme l'écrit M. Jeandin, « si la médecine humaine a l'honneur des premières observations, la médecine vétérinaire a fourni l'occasion de faire des recherches plus faciles et contribué à la plus large part des connaissances acquises. »

En Suisse, M. Jeandin rapporte le premier cas en 1886, observé dans le service de M. le professeur Julliard ; dès la fin de la même année, Münch eut à soigner un malade atteint d'actinomycose des cinquième et huitième côtes, qu'il prit, au début, pour de la carie, et dont le diagnostic ne put être fait qu'après la fonte purulente des indurations. En 1888, le même auteur observa un cas localisé au maxillaire inférieur.

La même année encore, Langhans fit paraître un intéressant travail sur trois nouveaux cas chez l'homme : un de la région mastoïdienne opéré par Kocher, et les deux autres de la cavité abdominale.

Une année plus tard, Hanau (de Zurich) relate les

observations de deux cas d'actinomycose, dont l'un (actinomycose du sein) avait été publié par Klebs, dans son *Traité de pathologie générale*.

Rutimeyer, en 1889, cite un cas d'actinomycose du poumon ayant envahi la paroi thoracique; W. Lindt, un autre du sommet des poumons; Luning et Hanau, un du côlon ascendant, avec métastases dans le foie et les poumons. M. le professeur Roux, le Dr Lubarsch, le Dr Kern en observent la même année.

Enfin, en 1891, M. le Dr Guder publie une intéressante revue sur l'actinomycose en Suisse, avec nombreuses observations à l'appui.

En Belgique, MM. Denys, Von Winiwarter, Verriest, Van der Straeten et Lejeune, ces deux derniers médecins militaires, M. le professeur Thiriar, etc., rapportent, dans ces dernières années, chacun un cas d'actinomycose humaine.

En France enfin, depuis la communication de MM. Nocard et Lucet à l'Académie, les relations cliniques de la maladie sont plus fréquentes : MM. Doyen et Roussel en ont observé deux cas ; MM. Darier et Gautier en ont signalé une forme rare et un nouveau traitement ; MM. les médecins-majors Choux et Émile Legrain en ont observé chacun un.

Au commencement de l'année 1892, MM. Guermonprez et Augier ont communiqué à l'Académie de médecine un cas d'actinomycose du maxillaire, observé à Lille.

A la fin de 1892 et dans la première moitié de 1893, les observations deviennent de plus en plus fréquentes. Chose remarquable, pendant ce court espace de temps, quatre cas sont observés à Lyon. Ce sont ceux de M. Louis Dor (dont l'observation a fait l'objet d'une communication de M. Poncet à l'Académie de médecine, le 20 décembre 1892), de MM. Rochet, chirurgien de l'Antiquaille, Pollosson et Poncet. On pourrait y ajouter le fait d'actinomycose de la mâchoire chez un jeune bœuf, rapporté par M. E. Rollet à la Société nationale de médecine de Lyon, le 13 mai 1893. La Société française de dermatologie et de syphiligraphie a entendu le 8 avril 1893 une observation de M. M. d'Audibert Caille du Bourguet et Émile Legrain. A Bordeaux, MM. W. Dubreuilh et J. Sabrazès en ont observé un cas ; et M. Taburet en a fait la base de sa thèse de Bordeaux du 20 novembre 1893. Enfin, il faut signaler celui rapporté à l'Académie de médecine, le 14 mars 1893, par M. Meunier (de Tours) ; puis les trois cas observés par M. Netter et présentés par lui à la Société médicale des hôpitaux de Paris, le 3 novembre 1893, pour mieux établir l'efficacité du traitement par l'iodure de potassium.

On le voit, bien que peu nombreuses encore, les publications se font peu à peu plus fréquentes. On peut se demander les motifs de cette récente multiplicité des observations : y a-t-il extension de la maladie? ou plutôt nos connaissances ne deviennent-

elles pas journellement plus étendues sur cette affection, dont le diagnostic exige l'examen microscopique,
moyen que nos devanciers mettaient sans doute en
pratique, mais dont, faute de technique suffisante, ils
ne pouvaient tirer tout le parti désirable? On doit
admettre, semble-t-il, une légère extension de la
maladie, car nos vétérinaires, eux, ont toujours cherché minutieusement la maladie, sans la rencontrer
souvent. « Depuis dix ans, M. Nocard, bien qu'il la
recherche avec persévérance, n'a trouvé que trois cas
d'actinomycose pulmonaire et un cas de tumeur maxillaire. » (Dr Rochet). Dans une discussion à la Société
des sciences médicales de Lyon, M. Augagneur, sans
contester l'existence de l'actinomycose chez les animaux de race bovine d'origine française, admet qu'elle
est assez rare dans nos pays. Il s'appuie sur les résultats du service d'inspection des viandes à l'abattoir de
Lyon, où la maladie est complètement inconnue.

D'autre part, M. L. Dor, chef du laboratoire de la
clinique chirurgicale à Lyon, a recherché sans succès,
pendant plusieurs années, des *actinomyces* dans le
pus de toutes les suppurations de différente nature,
recueilli dans l'une des cliniques chirurgicales de la
Faculté de Lyon.

Cependant, pour qui connaît bien les allures de la
maladie, il n'est pas présomptueux de penser que
nombre de faits d'actinomycose ont été faussement
attribués jadis à la carie, à la tuberculose, à la scro-

fule, etc. ; aussi convient-il d'admettre que les médecins ont longtemps passé sous silence l'actinomycose, parce qu'ils ne la connaissaient pas ; il est absolument certain que le nombre des cas ira croissant graduellement, à mesure que cette maladie deviendra une entité morbide plus connue et que les progrès de la microscopie clinique enseigneront à la distraire du groupe des affections avec lesquelles elle a été jusqu'ici confondue.

Il sera juste d'en attribuer une part de mérite à M Antonin Poncet (*Traité de chirurgie*, tome II, 1890), et surtout à M. Michel Gangolphe (*Maladies infectieuses et parasitaires des os*; Paris, 1894).

CHAPITRE II

§ I. — *Morphologie.*

L'*actinomyces bovis* ou *hominis*, champignon parasitaire, que l'on retrouve au sein des lésions actinomycosiques, se présente sous forme d'agglomérations visibles à l'œil nu.

Ce sont des grains jaunes, d'un jaune soufré ou rougeâtre, qui ont souvent le volume d'un grain de lycopode, d'un grain de millet au maximum. Ils mesurent de 1/10 de millimètre à 1 millimètre, bien qu'ils puissent atteindre des dimensions supérieures. Habituellement, dans le pus ou le liquide puriforme qui les renferme, ces grains donnent l'idée de grains de sable disséminés. Quelquefois ils sont entourés d'une zone consistante, comme glaireuse, d'une sorte d'atmosphère mucoïde, d'où il est assez difficile de les dégager.

Ces grains sont formés de petites sphérules d'*actinomyces*; ces sphérules sont mûriformes; parfois, elles
sont calcifiées, au point qu'il faut les traiter par l'acide
chlorhydrique étendu pour en étudier facilement la
structure. — Une fois les grains débarrassés de leur
enveloppe, on voit nettement sur le porte-objet du
microscope leur surface mamelonnée et irrégulière.
— Pour voir leur structure intime, il faut les dissocier;
il suffit souvent du simple écrasement sous une
lamelle.

On y distingue alors une zone centrale ordinairement plus étendue, constituée par un feutrage fibrillaire très serré, composé de filaments mycéliens très
délicats, entrecroisés; ces fibrilles ne se voient bien
qu'à l'aide d'une dissociation minutieuse; les unes
sont rectilignes, les autres sont onduleuses ou con-
tournées en tire-bouchon. Tous ces filaments se di-
rigent vers la périphérie de la masse, où on les voit se
terminer par des renflements piriformes ou en massue,
homogènes, jaunâtres et très réfringents. Si l'on vient
à comprimer ou à dissocier la masse, ceux-ci se dé-
tachent sans peine des filaments mycéliens et laissent
mieux voir leur forme et leurs dimensions; celles-ci
varient, en longueur, de 4 à 12 μ, et, en largeur, de
1,5 à 4 μ. Ces renflements ne sont pas toujours simples,
mais quelquefois bifurqués ou même trifurqués; c'est-
à-dire qu'un même filament porte simultanément
deux ou trois renflements divergents; ils paraissent

ainsi digités. — Cette description ne s'applique qu'aux parasites adultes; — les massues ne sont nullement constantes et les auteurs s'accordent à dire qu'elles représentent « des formes d'involution ».

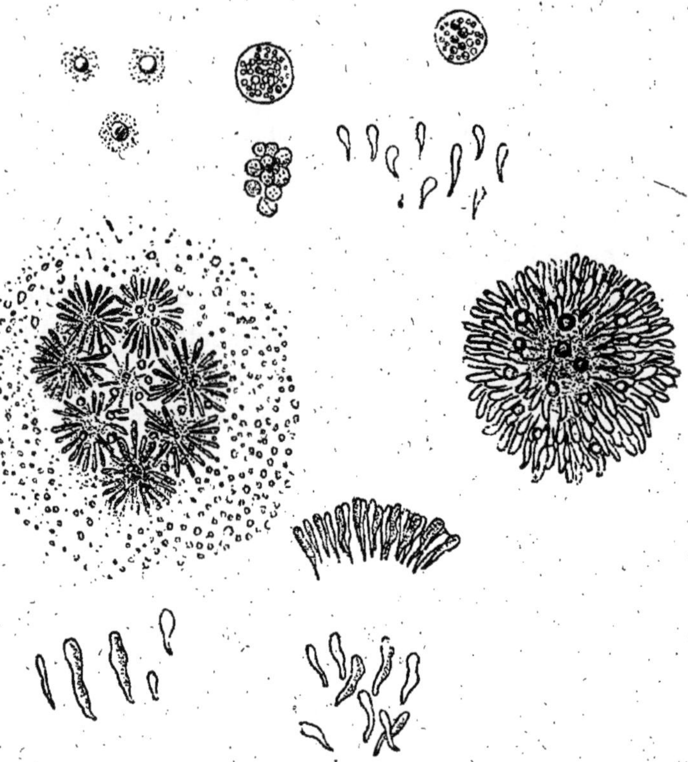

Fig. 1 (Lebert).

Comme l'a fort justement fait remarquer M. Firket, dans son remarquable mémoire sur l'actinomycose, cette description répond exactement à ce que Lebert avait entrevu dès 1857, sans pouvoir en déterminer la nature, et avait dessiné dans la figure 1. C'est la forme classique et typique de l'*actinomyces*, mais non la seule.

§ II. — *Procédés de coloration.*

Bien que la coloration ne soit pas indispensable pour caractériser histologiquement l'*actinomyces*, lorsqu'on voudra obtenir des préparations nettes et durables, on aura recours à un des nombreux procédés de coloration proposés jusqu'ici ; nous n'en citerons que quelques-uns.

Un des plus simples est le procédé de Baranski, par le picro-carmin : on prend une petite quantité d'un grain jaune, qu'on étale en couche mince sur une lamelle ; après dessiccation à l'air libre, on passe légèrement à la flamme ; puis on immerge dans le picro-carmin pendant deux à trois minutes ; on lave à l'eau ou à l'alcool ; on traite par la glycérine : l'*acti-nomyces* prend une couleur jaune, le reste de la préparation est rouge. Pour les préparations permanentes, on monte dans le baume du Canada.

La méthode de Babès, par la safranine dans l'eau anilinisée et la solution iodo-iodurée, donnerait aussi d'excellents résultats. Ce procédé est d'ailleurs bien connu.

La méthode de Gram, de Weigert, ou la solution

saturée de fuchsine (Roussel) sont également de bons procédés.

M. Flormann a indiqué un autre procédé, qui lui aurait donné de très beaux résultats : il consiste à déposer les coupes dans de l'acool, à les immerger ensuite pendant cinq minutes dans une solution aqueuse de violet de méthyle, à laver ensuite sous un filet d'eau; on les passe enfin dans la solution iodo-iodurée ; et, après ces diverses manipulations, on traite les coupes par une solution alcoolique de fluorescéine. On les lave pour terminer par l'alcool à 95° et on les dépose pendant quelques minutes dans de l'huile d'aniline; on les traite par l'essence de lavande, le xylol et le baume du Canada. Toutes les parties du parasite ne se colorent pas également bien, mais les mycéliums se voient de la façon la plus nette, sous la forme d'un enchevêtrement serré de filaments. Au centre, on distingue très bien que chaque filament se dichotomise. Le regard est surtout attiré par des masses sphéroïdes, colorées en bleu foncé et appendues à des filaments très grêles, souvent presque incolores.

Enfin, MM. Lemière et Bécue, dans une communication à la Société anatomo-clinique de Lille (1er juin 1892), ont exposé une méthode de coloration de l'*actinomyces*, qui a donné de très belles préparations. « Les méthodes recommandées par les auteurs pour obtenir des préparations stables sont nombreuses, écrivent-ils ; mais la plupart ne nous ont donné que des résultats peu satisfaisants. Or, si dans le pus il est facile, même sans coloration, de distinguer les gazons et les massues de l'*actino-cladothrix*, il est très difficile d'en conserver d'une façon acceptable. Après avoir essayé les diverses méthodes recommandées par les auteurs, celle qui nous a semblé donner les meilleurs résultats est la suivante :

« Nous traitons l'*actino-cladothrix* comme on traite les champignons parasitaires de la peau et des poils. Après avoir déposé un peu de pus sur une lamelle, nous lavons abondamment à l'éther, puis nous laissons le pus baigner quelque temps dans une solution concentrée de potasse ou de soude caustique préparée récemment (cette dernière précaution est importante, car les solutions anciennes de potasse ou de soude se peuplent facilement de champignons). Nous remplaçons ensuite la potasse par une solution aqueuse d'éosine à 5 pour 100 et nous laissons le bain colorant agir pendant dix à quinze minutes; puis nous lavons la préparation avec une solution concentrée d'acétate de soude ou de potasse; nous montons dans la même solution et nous lutons la préparation à la paraffine. On peut voir sur nos préparations que les *cladothrix* seuls sont conservés, que la masse centrale des gazons est colorée en rouge vif, tandis que les massues ont une couleur qui varie du rose au jaune pâle.

« Même après avoir été conservée pendant quinze

jours, cette préparation est aussi nette que le premier
jour. C'est la seule méthode qui nous ait donné des
résultats aussi satisfaisants. »

Six mois plus tard, ces préparations étaient toujours
d'une netteté parfaite, sans avoir subi la moindre altération.

§ III. — *Cultures.*

Depuis longtemps déjà on avait émis l'opinion que
l'actinomycose est une maladie infectieuse, due à un
germe pathogène qu'il serait possible de cultiver ; et,
en effet, nombre d'observateurs ont tenté des cultures
de ce parasite dans les milieux les plus divers, avec
des succès plus ou moins marqués. Les milieux em-
ployés sont ceux qui sont d'un usage courant dans les
laboratoires : le sérum sanguin a été employé par
Johne, le bouillon par Israël. Pour se servir de gélatine, Bostrom emploie la méthode suivante : prendre
des grains jaunes au moyen d'un fil de platine et aussitôt les introduire dans des tubes d'épreuve avec du
bouillon, du sérum sanguin liquide, de l'agar peptonisé, etc. Ces tubes sont placés à l'étuve, à la température du corps, de trois à quinze jours. Alors apparaissent rapidement dans les tubes des granulations
grises, blanchâtres, presque rondes, de volume variable, qui forment, à condition de laisser les tubes
au repos, de larges agglomérats atteignant les dimen-

sions d'un petit pois. Si la matière à cultiver est tout à fait pure, sans addition d'autres micro-organismes, le bouillon reste clair et limpide jusqu'au bout.

Certains auteurs ont précisé la technique et les précautions suivantes pour obtenir des cultures pures :

1° Il faut prendre environ dix grandes lames de verre avec de l'agar peptonisé solidifié.

2° On prendra, dans le pus ou les crachats, un grand nombre de grains, 50 ou 100, ou davantage, et on les disséminera sur les plaques, à une distance de 3 à 5 centimètres l'un de l'autre.

3° Les plaques mises à l'étuve seront examinées chaque jour à la loupe, pour voir les grains qui demeurent stériles et ceux qui cultivent.

4° On protégera contre toute contamination ultérieure ceux qui prennent, en les portant sur une autre plaque, avec un milieu de culture fraîchement préparé.

5° Si les colonies ainsi choisies ne donnent pas signe de contamination au bout de quatre à six jours, on pourra pousser plus loin la culture et essayer les méthodes plus délicates et plus précises indiquées par d'autres bactériologistes.

Kischensky décrit longuement l'aspect du champignon aux divers états de sa croissance ; il l'a cultivé sur sérum, sur agar glycériné à 6 pour 100, sur pomme de terre et sur gélatine. Il accompagne son

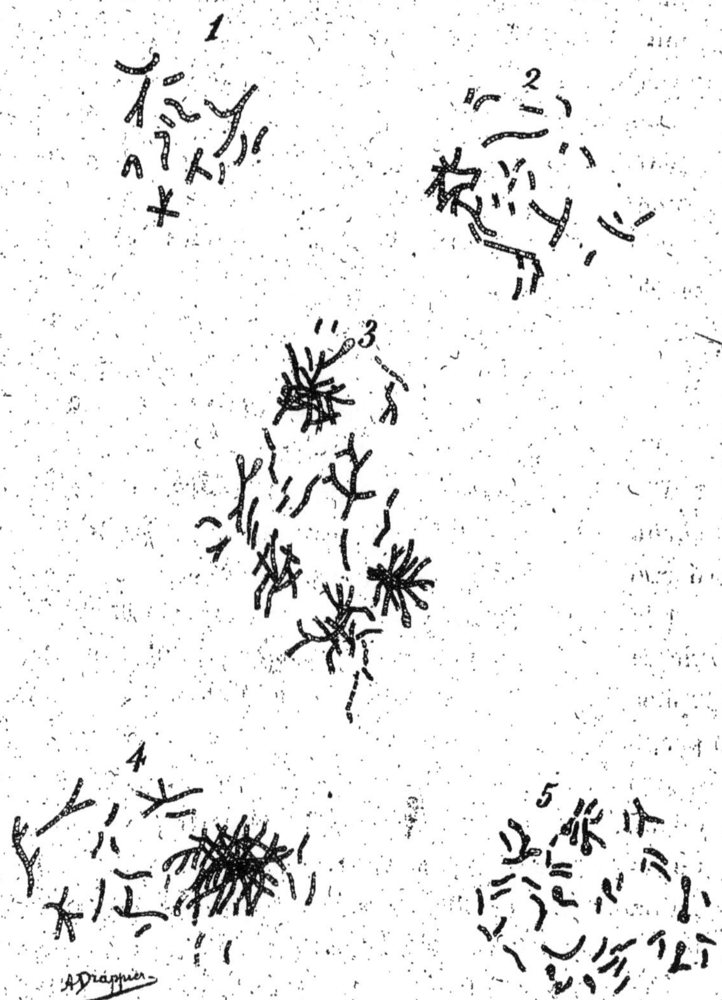

Fig. 2. — *Actinomyces* d'après Kischensky (*Archiv für experiment. Pathol. und Pharmakol.*)

travail d'une série de figures intéressantes (Fig. 2).
On y voit :

N° 1, des filaments avec microcoques, provenant
d'une culture sur sérum sanguin, âgée de six jours;
les bâtonnets ont commencé à se segmenter en cocci ;

N° 2, des grains, deux jours après leur ensemencement sur sérum sanguin ; on y remarque des bâtonnets présentant des points arrondis fortement colorés
et des bâtonnets non encore segmentés ;

N° 3, des filaments provenant d'une culture sur
gélatine à la peptone de viande. présentant quelques
extrémités en massues ;

N° 4, des filaments provenant de pus actinomycosique ; on y voit des filaments entiers, des filaments
divisés en bâtonnets et des extrémités renflées ;

N° 5, une culture sur sérum sanguin, âgée d'une
semaine ; on y remarque des bâtonnets, des filaments,
des extrémités renflées, qui prennent facilement la
coloration, d'après l'auteur.

Afanassiew et Schultz, Bujwid, ont expérimenté sur
gélatine, sur agar, sur bouillon, sur lait, sur pomme
de terre, etc.

M. Roussel, en collaboration avec M. Doyen (de
Reims), a fait des cultures sur agar et sur sérum
gélatinisé ; et il a obtenu des succès.

En 1890, deux professeurs de l'école vétérinaire de
Cureghem (Belgique) ont cultivé l'*actinomyces bovis*
dans le bouillon peptonisé et glycériné ; ils ont

constaté, comme l'avait déjà fait remarquer Bujwid, au Congrès d'hygiène tenu à Paris en 1889, que cette culture se faisait beaucoup plus facilement dans un milieu où la quantité d'air est limitée et minime, qu'au contact de l'air libre, ce qui confirme l'opinion émise par plusieurs, que l'*actinomycès* est un micro-organisme « facultativement anaérobie ».

Mais le travail sans contredit le plus important sur les cultures de ce parasite est celui que Max Wolf et James Israël ont communiqué à la Société de médecine de Berlin en 1890 ; ces auteurs ont cultivé sur agar et sur œufs de poule. « Les premières ont donné lieu à des granulations ayant d'abord l'aspect de gouttes de rosée, qui devenaient opaques ultérieurement, et par leur confluence finirent par former une masse blanche à la surface de l'agar. Sous le microscope, ces granulations apparurent composées de bâtonnets courts et gros, quelquefois un peu allongés, sans mélange d'autres éléments.

« Sur les œufs, le développement du champignon rayonné présenta d'autres particularités. A côté des bâtonnets courts, on voyait en grand nombre des filaments, les uns onduleux, les autres roulés en tire-bouchon, offrant çà et là une dichotomie et souvent intriqués en réseaux embrouillés. Sur l'agar, ces filaments allongés étaient toujours rares.

« Transportés sur les œufs, les bâtonnets courts des

cultures sur l'agar se transformèrent en filaments allongés, et réciproquement. »

M. le Dr L. Dor, chef du laboratoire de clinique chirurgicale à l'Hôtel-Dieu de Lyon, qui a fait de nombreuses recherches sur l'actinomycose, a réussi à obtenir une culture par le moyen suivant. Il ensemença directement une granulation, préalablement lavée dans du bouillon stérilisé, sur quelques tubes d'agar glycériné, lesquels furent déposés dans un récipient clos renfermant du pyrogallate de potasse (méthode de Büchner, appliquée par Odo Bujwid, Congrès d'hygiène de Paris, 1889). Il vit dans un des tubes se développer une culture en tout point identique à celles qu'il possédait depuis deux ans et qui provenaient d'une culture mère donnée par M. Schmorl (de Leipsig), assistant de M. Birsch-Hirschfeld, et semblable également à une autre culture achetée à M. Kral (de Prague).

« Mais, remarque cet auteur, la culture que nous avons obtenue se couvrit rapidement de moisissures après avoir été sortie du récipient au pyrogallate de potasse, — ce que nous avons cru devoir faire d'après les indications orales de M. Schmorl.

« M. Schmorl nous a dit, en effet, que, s'il était nécessaire de commencer la culture à l'abri de l'oxygène, il n'était plus indispensable de prendre cette précaution à partir du moment où le développement apparaissait, et que même les réensemencements successifs pouvaient se faire en présence de l'air, fait que nous avons d'ailleurs constaté plusieurs fois en nous servant, comme point de départ, de la culture que nous avait donnée M. Schmorl (1). »

Nous n'avons pas eu la bonne fortune d'obtenir de cultures d'*actinomyces*; le pus de vache que nous avons eu à notre disposition était trop ancien; les cultures ensemencées avec ce pus et maintenues à l'air donnèrent naissance à des microbes associés; les cultures dans le vide demeurèrent stériles.

Mais nous avons eu à notre disposition, pour certaines de nos expériences, une culture d'*actinomyces* sur agar-agar venant de Prague. Sur cette gelée, la culture a l'aspect suivant : taches arrondies, d'un gris blanchâtre, un peu transparentes, à bords découpés découvrant une assez grande partie de la surface, adhérant même très intimement au milieu, au point que l'on a de la peine à les en séparer avec le fil de platine. Rien dans la profondeur, où le milieu de culture est resté complètement transparent.

Les schizophytes pris dans les cultures se colorent beaucoup plus facilement et surtout plus conformément aux réactions ordinaires des micro-organismes que ceux pris directement dans le pus; il est vrai que, dans les cultures, on ne trouve pas de ces formes d'involution en massue qui pullulent dans le pus. La

(1) L. Dor, *Gazette hebdomadaire de méd. et chir.*; Paris, 28 février 1893, p. 40.

méthode de Gram en particulier réussit très bien.
Nous pouvons apercevoir alors dans la préparation
un grand nombre de filaments très longs, parfois
presque droits, souvent légèrement ondulés, mais
jamais absolument rigides. Quelquefois, les filaments
sont entremêlés, pelotonnés de façon à former des
réseaux à mailles serrées et irrégulières. De la
plupart de ces filaments partent, tantôt d'un seul côté,
tantôt des deux côtés, des divisions égales en volume
au filament primitif, qui, après un certain temps,
donnent elles-mêmes naissance à de nouveaux filaments ; on a ainsi une véritable division dichotomique.
La plupart de ces filaments sont bien colorés, ils sont
uniformément violets ; quelques-uns cependant sont
presque incolores et contiennent dans leur intérieur,
de distance en distance, des granulations foncées ;
ce sont probablement des éléments plus âgés.

En général, ils sont de dimensions assez uniformes
comme épaisseur, 0 μ 6 à 0 μ 8, mais la longueur varie
beaucoup. Il en est qui n'ont que quelques micro-
millimètres, tandis que d'autres mesurent jusqu'à 50
et 60 micro-millimètres (Dr Bécue et Dr Lemière).

§ IV. — *Inoculations.*

Bien des observateurs ont inoculé aux animaux
soit des granulations d'*actinomyces*, soit des produits

de culture. Comme pour les cultures elles-mêmes, les résultats ont été contradictoires.

En 1890, avec des produits de culture pure, Mosselman et Liénaux ont pu reproduire l'affection actinomycosique chez le lapin et chez la chèvre; le cobaye est resté réfractaire.

La même année, Wolf et Israël, avec leurs cultures sur agar et sur œufs, ont inoculé trois lapins, qui ont présenté les lésions suivantes : « Nombreuses tumeurs dans la cavité péritonéale, dans la paroi abdominale, dans le grand épiploon, sur les intestins et dans des adhérences. Ces tumeurs, de couleur rouge pâle, avec de nombreux points jaunâtres, avaient des dimensions variables d'une tête d'épingle à une noisette. A la coupe, elles apparaissaient formées d'une enveloppe de tissu fibreux et d'un contenu jaune, analogue à du suif. En écrasant ce contenu, on voyait sous le microscope que chaque granulation se composait de plusieurs grains d'actinomycète inclus dans des amas de cellules rondes, mélangées de cellules en dégénération graisseuse. Ces cellules offraient souvent à leur périphérie, d'une façon très manifeste, les massues disposées en palissade rayonnante, entre lesquelles faisaient saillie parfois des filaments allongés sans massues. »

Le 15 mars 1893, MM. Dor et Bérard ont présenté à la Société des sciences médicales de Lyon des pièces anatomiques provenant de l'autopsie d'un lapin inoculé avec des cultures pures d'actinomycose. Ces auteurs avaient essayé, à diverses reprises dans le laboratoire de M. le professeur Poncet, de communiquer l'actinomycose au lapin et avaient observé que la maladie évoluait assez bien pendant une quinzaine de jours, puis rétrocédait. — Les injections dans la chambre antérieure, dans la plèvre ou dans le péritoine donnaient des affections locales, complètement guéries au bout d'un mois. — L'inoculation dans le corps vitré a paru donner un bien meilleur résultat. « Pendant les huit jours qui suivent l'opération, on voit se développer un grand nombre de petits corps jaunâtres, arrondis, qui remplissent tout l'œil et finissent par faire irruption dans la chambre antérieure en donnant à craindre un instant la fonte purulente de la cornée; mais, peu à peu, tout rentre dans l'ordre, en ce sens que les phénomènes inflammatoires disparaissent et qu'à l'hypertension succède un abaissement de la tension intra-oculaire. En examinant alors l'œil, on le trouve rempli par une masse analogue à du mastic de vitrier. En faisant l'autopsie de l'animal, on trouve des adhérences pleurales très nombreuses et une symphise du péricarde, ce qui témoignait de l'existence d'une pleurésie et d'une péricardite guéries. Au sommet de chacun des poumons, il y avait une caverne contenant un liquide crémeux, finement aéré. » Cette actinomycose expérimentale avait été produite par l'inoculation de cultures pures. Les auteurs présentent un certain nombre de ces cultures. Dans un liquide à peine troublé nagent des flocons arrondis qui sont constatés microscopiquement de la même façon que les granulations actinomycosiques, avec cette différence qu'il n'y avait pas d'éléments en massue, fait signalé d'ailleurs par tous les bactériologistes qui se sont occupés de cultures d'actinomycose.

En résumé, MM. Dor et Bérard ont obtenu, au moyen de cultures d'actinomycose, une maladie généralisée, à laquelle le lapin avait succombé; et ils attribuent ce succès à l'idée qu'ils avaient eue de pratiquer l'injection dans le corps vitré, qui paraît être un bon terrain de culture. La durée totale de la maladie avait été de quarante jours. (*Province médicale*, 18 mars 1893, p. 124).

Ce sont, à notre connaissance, les seuls expérimentateurs qui aient réussi à provoquer l'actinomycose chez les animaux à l'aide de cultures pures ; néanmoins M. Mandereau, vétérinaire à Besançon, affirme qu'il aurait, dès 1887, produit des inoculations positives chez quelques rats et lapins, alors que les chats, les chiens et les cobayes se seraient montrés réfractaires. Il est remarquable de voir qu'il a obtenu un résultat positif chez des moutons, alors que l'observation clinique n'a, jusqu'à présent, jamais signalé un cas d'actinomycose chez ces animaux.

Si l'on n'a pu que difficilement reproduire, avec les

produits de culture, l'affection actinomycosique, il n'en est pas de même, observe M. Thiriar, de l'inoculation faite au moyen des produits pathologiques eux-mêmes. — Israël a réussi à inoculer le parasite au lapin, en lui introduisant, dans la cavité péritonéale, des fongosités d'actinomycose humaine. — Ponfick a eu également des résultats positifs chez le veau. — De même, Mosselman et Liénaux ont très bien réussi les inoculations chez le lapin. Le pus des abcès produits par les inoculations des deux expérimentateurs belges contenait une grande quantité de filaments ramifiés, de longueur variable, souvent groupés en pelotes. Ce pus, ainsi obtenu, leur a servi à faire des ensemencements qui ont donné des cultures typiques. — M. L. Dor fit également des inoculations de pus actinomycosique dans la chambre antérieure de l'œil d'un lapin. Trois jours après, il vit apparaître dans la partie la plus déclive de la chambre antérieure un petit point jaune, à peine visible à l'œil nu. Dans l'espace de huit jours, ce petit point se transforma en un corpuscule arrondi, jaunâtre, qui atteignit et dépassa même le volume des *actinomyces* du pus du malade observé. Mais, après avoir suivi une marche croissante et être restée stationnaire pendant cinq à six jours, cette petite granulation diminua et se résorba complètement, si bien qu'au bout de vingt jours elle avait totalement disparu (*Gazette hebdomadaire de médecine et de chirurgie*, 28 janvier 1893,

p. 40). On a vu plus haut que cet auteur ne réussit ses inoculations qu'autant qu'il les fit, non plus dans la chambre antérieure, mais bien dans le corps vitré.

De notre côté, pas plus pour les inoculations que pour les cultures, nous n'avons obtenu de résultat réellement satisfaisant. Les inoculations dans la chambre antérieure, la plèvre, le péritoine, chez des lapins ou des cobayes, n'ont jamais rien donné de bien net. Une seule fois, une injection de pus actino-mycosique sous la peau de la paroi abdominale d'un lapin a été suivie de la production d'un abcès gros comme un œuf de poule, à parois fibreuses résistantes. L'incision de cet abcès donna issue à du pus très épais, d'un blanc grisâtre. L'examen histologique, pratiqué avec soin par M. le Dr Lemière, ne permit pas d'y trouver le moindre *actinomyces*.

En résumé, ces diverses expériences, cultures et surtout inoculations, faites avec des produits d'acti-nomycose, — tantôt animale, tantôt humaine, — et donnant toujours les mêmes résultats au point de vue de la morphologie du parasite, démontrent jusqu'à l'évidence que l'actinomycose est une, — et que l'*actinomyces bovis* et l'*actinomyces hominis* ne font qu'une seule et même espèce microphyte.

§ V. — *Polymorphisme.* — *Classification.*

Il reste à déterminer la place que doit occuper

l'*actinomyces* dans la classification. Ce serait chose facile si le parasite se montrait sous la même forme partout et toujours. Mais il est loin d'en être ainsi : il suffit de s'en rapporter au travail de Wolf et Israël, pour voir combien l'aspect est différent, suivant les milieux de culture ; et un observateur non prévenu n'arriverait jamais à reconnaître, dans la très longue série des reproductions photographiques (que donnent ces auteurs) du parasite sous ses différents états, l'*actinomyces* typique, qu'on se représente avec sa masse filamenteuse centrale et sa couronne rayonnante de massues. — Sur sérum solidifié, par exemple, on voit apparaître une sorte de gazon avec nodosités assez semblables aux grains que l'on trouve dans les lésions actinomycosiques de l'homme et des animaux ; — sur agar glycériné, on trouve des bâtonnets analogues au bacille de Koch, puis des filaments, puis enfin des formes involutives ; — dans les cultures sur milieux liquides, on a des corpuscules miliaires, qui peuvent atteindre le volume d'un pois ; — sur pomme de terre, d'après M. Domec, au bout de huit jours, on aurait une sorte de fine poudre blanche répandue sur une surface incolore ; celle-ci devient ensuite jaunâtre ou verdâtre ; si la culture est âgée, elle prend un aspect rugueux, lichénoïde. — D'après ce très court aperçu, on voit que le parasite présente un polymorphisme très déconcertant ; aussi ne faut-il pas trop s'étonner si les descriptions des auteurs diffèrent parfois.

Il n'est donc pas aisé d'assigner à l'*actinomyces* une place exacte dans la classification. Est-ce une bactérie (algue) ? Est-ce une moisissure (champignon) ? Bostrom admet qu'il appartient aux schizomycètes, genre *cladothrix*; aujourd'hui, on délaisse le nom de schizomycètes ; on préfère celui, plus vague, de schizophytes, car, dit M. Baillon, on les croit plus proches parents des algues, tandis qu'autrefois on les considérait comme des schizomycètes, et dès lors ils étaient classés dans les champignons.

C'est aussi l'avis de Braatz, de Fluge, de MM. Cornil et Babès, que l'*actinomyces* est une cladothricée pathogène, dont l'étude rentre dans le chapitre des bactéries.

Il semble aujourd'hui que cette théorie ne soit plus incontestée ; en effet, en 1893, M. Domec, élève de M. le professeur Strauss, a publié un nouveau travail sur la morphologie de l'*actinomyces* ; sur les conseils et avec l'aide de Gamaleïa, il a fait des cultures, étudié le mode de formation des grains actinomycosiques, la formation des spores, qui ne sont nullement des spores endogènes, comme chez les bactéries, mais des formations absolument analogues aux arthrosporés de beaucoup de moisissures, telles que l'*aspergillus*. Les conclusions de ce travail doivent être conservées :

« 1° L'aspect extérieur des cultures de l'*actinomyces*, notamment sur certains milieux, tels que la pomme de terre, le pain, l'orge, rappelle déjà d'une manière frappante l'aspect d'une moisissure ; — 2° le fait que ce végétal se cultive sur les milieux assez fortement acides, ainsi que sur les milieux fortement sucrés, est un autre caractère qui le différencie de la plupart des bactéries; — 3° enfin, la structure du thalle, si richement ramifié, le mode de formation et de germination des spores, permettent d'affirmer que l'*actinomyces* doit être *retiré définitivement* de la classe des bactéries et placé parmi les mucédinées. »

§ VI. — *Conditions de vitalité du parasite.*

L'*actinomyces* est un champignon facultativement anaérobie; en effet, des cultures à air libre ont pu être obtenues par MM. Nocard (d'Alfort), Mosselman et Liénaux (de Cureghem); mais on n'a pas tardé à reconnaitre que ces cultures sont plus faciles en présence d'une quantité d'air limité, ou dans le vide, ou dans un gaz inerte, tel que l'hydrogène; on a ainsi pu conserver des cultures, qui, au bout d'un an, se sont encore montrées actives. On a remarqué également la prompte altération du parasite quand on le change de milieu, qu'on le transporte à l'air; au bout de peu de jours, on ne retrouve que peu ou même pas du tout de parasites; cette déconvenue est arrivée à M. Jeandin, à M. L. Dor, à M. le Dr Guder, à propos de grains d'actinomycose provenant de malades et dont l'examen a été impossible, parfois dès le lendemain.

Cependant, nous pouvons affirmer le contraire pour un cas du moins d'*actinomyces bovis*. Nous avons conservé pendant plusieurs mois du pus provenant d'une vache, sans aucune précaution, dans un flacon simplement bouché, à la température du laboratoire. Après six mois, on pouvait faire des préparations aussi nettes que celles faites le premier jour.

Néanmoins, les essais de culture de ce pus dans l'hydrogène ont donné des résultats négatifs.

La température de 35° à 37° est celle qui lui convient le mieux, ce qui explique sa facile pullulation, quand l'*actinomyces* a envahi le corps de l'homme ou des animaux ; — à 40° ou 41°, la végétation est fortement ralentie ; — à 52°, elle s'arrête ; ces faits donnent peut-être l'explication de la guérison dans le cas rapporté par M. le Dr Émilie Legrain, où le traitement consista en irrigations d'eau très chaude sur la face ; — à 70°, la végétation est tuée au bout de dix minutes.

Enfin, la vitalité du parasite est influencée par l'organisme au sein duquel il s'est trouvé implanté ; c'est ici une question de milieu, d'espèce surtout, et probablement aussi de conditions de résistance, ou, au contraire, d'infériorité de la part de l'hôte chez lequel le parasite est amené à évoluer.

CHAPITRE III

FORMES CLINIQUES DE L'ACTINOMYCOSE

L'actinomycose est une affection qui peut s'attaquer, pour ainsi dire, à tous les organes ; on l'a vue siéger dans presque toutes les régions de l'économie ; aussi n'est-il pas facile de classer ses diverses formes.

Autrefois, Firket en admettait trois formes : la forme cervicale, la forme thoracique d'emblée, la forme lombo-abdominale. MM. Cornil et Babès en admettent cinq formes : maxillaire et cervicale, néoplasique limitée, thoracique, pyémique et péritonéale. M. Roger, dans son remarquable article « Actinomycose » du *Traité de médecine*, admet les trois formes de Firket et la forme pyohémique, auxquelles il ajoute la forme cérébrale. M. Poncet admet deux formes : une forme très infectieuse, caractérisée par un développement rapide avec gonflement, rougeur et fièvre, qu'il qualifie forme maligne, par opposition à une forme bénigne, qui, par son évolution, offre beaucoup plus d'analogie avec l'ostéite tuberculeuse.

Il semble plus rationnel d'adopter une classification, qui tienne compte surtout des observations cliniques et qui mette simultanément à profit les données acquises en pathologie générale.

Lorsque l'actinomycose se développe en un point où a pu se faire une inoculation, on peut s'attendre à en voir évoluer le cycle symptomatique, on peut en observer les phases, on peut y appliquer le traitement et en apprécier directement les résultats. Ce sont ces formes qui ont été le plus « ordinairement » relatées par les cliniciens ; ce sont elles aussi qui sont le plus « ordinairement » reconnues dans la pratique.

On peut donc réunir ces formes, de beaucoup les plus intéressantes, dans le groupe des « formes ordinaires » de l'actinomycose.

La question ne paraît pas encore suffisamment avancée pour savoir si le parasite est transporté d'un foyer primitif à un foyer secondaire par la voie des vaisseaux sanguins ou par celle du système lymphatique. — Cependant, l'absence ordinaire d'infection ganglionnaire, d'une part, — le fait de quelques localisations observées avec certitude dans quelques vaisseaux sanguins, d'autre part, — permettent de croire que le transport des *actinomyces*, ou de leurs éléments, se fait plus probablement par les voies sanguines.

Quoi qu'il en soit, un fait important et même capital, que personne ne conteste plus aujourd'hui, c'est celui des « foyers secondaires » d'actinomycose. L'existence de ces foyers, développés au sein de tissus ou d'organes dans lesquels l'inoculation directe est irréalisable, vient à l'appui de cette manière de voir ; il en est de même de ceux qui ont reçu le nom de forme pyémique, d'abord de MM. Cornil et Babès, puis de M. Roger ; ces faits, connus par Israël, reposent tout entiers sur la notion des « foyers secondaires ». La certitude de la nature secondaire des foyers n'en subsiste pas moins, alors même que la porte d'entrée du parasite aurait passé inaperçue ou aurait été inconnue. Il est donc juste de réunir tous ces faits, qui se rapprochent par leur processus, et d'en former un groupe sous le nom de « formes secondaires » de la maladie.

Un point reste indécis, c'est la place qu'il convient d'attribuer à une affection décrite sous le nom de maladie de Madura ; sa nature n'est pas encore définitivement établie ; et, si elle n'est pas identique à l'actinomycose, elle en semble du moins très voisine ; elle doit donc être classée momentanément parmi les « formes exceptionnelles ».

FORMES ORDINAIRES

§ I. — *Actinomycose buccale et cervicale.*

Cette forme débute ordinairement en un point de la mâchoire inférieure, voisin d'une *dent cariée* ou récemment extraite. Il se produit ainsi, au niveau de la *face externe de l'os*, et sur une étendue variable, une *tuméfaction*, qui se distingue de celle qui accompagne les affections inflammatoires aiguës du maxillaire, par une marche beaucoup plus lente, par une consistance spéciale et comme pâteuse, et aussi par l'absence de sensibilité à la pression et d'engorgement ganglionnaire concomitant. Esmarch a signalé, comme un caractère particulier, l'*induration* très grande qui entoure les abcès.

Cependant, dans certains cas très exceptionnels, la maladie peut affecter une marche franchement aiguë, résultant probablement de la présence de microbes particuliers tout à fait étrangers à l'actinomycose.

Le liquide qui imbibe la masse, généralement peu abondant, plutôt séreux, dans les cas ordinaires, au contraire très abondant, plus ou moins fétide, dans les cas aigus, peut se collecter en un *abcès*, qui tantôt s'ouvre spontanément à l'extérieur ou dans l'intérieur de la bouche, tantôt est incisé par le chirurgien ; mais

la lésion n'en poursuit pas moins sa marche envahissante, soit qu'elle descende le long du muscle sterno-
cléido-mastoïdien, pour arriver parfois jusqu'à la clavicule, soit qu'elle suive la branche montante du
maxillaire, pour gagner la base du crâne et attaquer
la colonne vertébrale.

A côté de ces cas, dans lesquels les foyers partent
de la mâchoire ou sont directement en rapport avec
elle, il en est d'autres dans lesquels des masses actinomycosiques isolées se développent dans l'épaisseur
de la *langue*, — des *joues* — ou des *amygdales*, — une
simple érosion de la muqueuse ayant servi d'entrée au
parasite. Des abcès, précédés par des indurations nodu-
laires, peuvent ainsi se montrer sur les joues. Tel
est aussi le cas signalé en 1885, à la Société médicale
de Vienne, par Hacker ; on constata, dans la langue,
l'existence d'un noyau dur, gros comme un grain de
chènevis, dans lequel on reconnut par ponction l'existence des champignons de l'actinomycose. Dans deux
autres cas, les tumeurs linguales atteignirent le volume d'une olive.

Telle est l'évolution régulière de l'actinomycose,
quand elle siège dans la bouche ou dans la région
cervicale ; mais on connaît des faits qui diffèrent tellement de ce type ordinaire, que la maladie revêt des
masques divers, qui la rendent presque méconnais-
sable, si l'attention n'est pas spécialement appelée sur
son éventualité possible, ou si on accepte trop aisé-

ment la coïncidence d'un autre processus morbide, rhumatismal, méningo-encéphalique, ou autre.

Ainsi, on a rencontré certains cas rares, dans lesquels le mal, affectant une marche extraordinairement rapide, s'est étendu à la langue, au plancher de la bouche et au tissu cellulaire du cou, avec production de phénomènes généraux rappelant absolument ce que l'on observe dans l'*angine de Ludwig* ; Roser et Kapper en ont prouvé la nature actinomycosique, au moins dans deux cas.

On sait que l'*actinomyces*, une fois implanté, ne borne pas son action au point primitivement atteint. Le processus affecte souvent une marche chronique ; il se forme, autour du foyer originaire, un système de masses conjonctives très denses et comme fibreuses, parsemées de parties plus molles, fongueuses ; la néoplasie, se propageant sans relâche, emprisonne les vaisseaux et les nerfs, et englobe les groupes musculaires ; cette dernière particularité explique aisément que le *trismus* soit un des symptômes précoces de la forme cervicale de l'actinomycose.

Si le parasite rencontre un os, comme l'os maxillaire, il l'attaque ; le processus se creuse dans son intérieur des cavités remplies de pus, qui finissent par communiquer avec l'extérieur par des trajets fistuleux plus ou moins nombreux. L'os malade n'affecte pas, chez l'homme, l'aspect de *spina ventosa*, qu'on observe ordinairement chez le bœuf, dans l'actinomycose du maxillaire de cet animal ; il s'agit, au contraire, de *caries multiples*, avec production exceptionnelle de rares *ostéophytes*.

Quelquefois, l'actinomycose d'origine buccale donne lieu à des *abcès de la région parotidienne*, qui rappellent beaucoup les abcès adéniques et péri-adéniques de la strume.

Parfois encore, mais beaucoup plus rarement, la maladie débute par le maxillaire supérieur et y prend d'ordinaire un caractère de gravité extrême. C'est ainsi que, dans un cas rapporté par Ponfick, l'extraction d'une dent de la mâchoire supérieure fut suivie de tuméfaction de l'articulation temporo-maxillaire, de trismus précoce, de difficultés de la mastication et de la déglutition, avec productions fistuleuses multiples au niveau de la joue, du front et de la nuque, et enfin mort au bout de quatorze mois. A l'autopsie, on découvrit des *foyers prévertébraux*, s'étendant de la base du crâne à la quatrième vertèbre dorsale, une perforation de la base du crâne et une pénétration des méninges par une masse fongueuse, végétant jusque dans les *lobes temporal et pariétal droits du cerveau*.

Il suffit d'être informé de la possibilité de ces faits exceptionnels ; mais il importe davantage d'être exactement renseigné sur les faits les plus communs, comme est le suivant :

Nestor D..., âgé de quatorze ans, est garçon d'écurie à Saint-Sylvestre-Cappel (Nord). Il soigne en même temps les vaches laitières.

En août 1891, il porte à la bouche un fragment de paille de blé, le mâchonne d'une façon plus ou moins malhabile, tellement qu'une portion de cette paille vient à blesser sa gencive. La plaie qui en résulte siège en un point nettement précisé en bas, en arrière et à gauche.

Huit jours après, on observe, en ce même point, une tuméfaction dure, du volume d'une aveline. La tumeur augmente peu à peu, mais reste indolore.

En septembre, un dentiste enlève la deuxième molaire inférieure gauche, bien qu'elle ne fût pas douloureuse. Cette dent était cependant cariée et elle était la plus proche de la tumeur en cause. La plaie chirurgicale de la gencive guérit sans incident et demeure guérie. Déjà il en était de même de la plaie primitive causée par la paille. Mais le développement de la tumeur n'en fut nullement enrayé ; il continua lentement ses progrès, sans jamais procéder par poussées aiguës.

En octobre, survint une inflammation superficielle, siégeant un peu au-dessous et en avant de l'angle gauche du maxillaire inférieur. Elle évolua lentement, comme aurait pu faire une gomme tuberculeuse ou une adénite tuberculeuse de la région.

Au commencement de novembre, ce foyer s'ouvre spontanément et donne issue à une petite quantité de pus, dont les caractères n'ont pas été observés. La tuméfaction n'en est pas notablement diminuée.

En même temps surviennent, pour la première fois, des douleurs spontanées. La tumeur est sensible au contact ; elle donne des sensations pénibles pendant la mastication et elle est quelque peu douloureuse dans les secousses et dans les mouvements brusques ou étendus. C'est alors que M. Poupart père, de Saint-Sylvestre-Cappel, voit le malade pour la première fois. Craignant l'insuffisance de l'étroit pertuis fistuleux, il pratique un débridement. Le soulagement qui en résulte n'est que de courte durée (huile de foie de morue à l'intérieur, pansements avec une pommade iodurée).

Le 16 décembre 1891, M. le professeur Guermonprez constate un ulcère circulaire, de 10 millimètres de diamètre environ, avec des bords minces, taillés à pic et avec un fond lisse, de couleur irrégulière d'un rouge grisâtre, moins saigneux que les ulcères tuberculeux ordinaires. Au pourtour de l'ulcère, la peau est décollée dans une étendue de 4-5 centimètres ; elle y présente une couleur régulièrement foncée d'un rouge violacé presque vineux ; elle y est également amincie et sensible au contact. A la limite du décollement se trouve un bourrelet peu saillant et d'une épaisseur de 3-4 millimètres seulement, sans changement de couleur à la peau, mais avec une adhérence incontestable et uniforme aux tissus sous-jacents. On propose l'usage du sirop iodo-tannique et surtout l'excision des portions décollées de la peau, suivie d'un curage des fongosités sous-jacentes et d'une cautérisation au thermocautère, ou bien de badigeonnages iodés deux fois chaque jour, jusqu'au moment opportun pour pratiquer une autoplastie.

La famille diffère l'opération pendant un mois entier.

Le 16 janvier 1892, la tuméfaction a augmenté ; il en est de même de l'étendue de l'ulcère, qui a plus que doublé d'étendue ; il en est de même encore du décollement, qui semble avoir progressé, surtout en haut et en arrière : c'est dans ce même point que la sensibilité est devenue plus vive au contact. On reconnaît en arrière et en bas l'existence d'une adénite, du volume d'une petite aveline, manifestement indépendante de la tumeur principale.

Le jour même, après chloroformisation, M. Guermonprez pratique l'opération proposée, avec l'assistance de M. Poupart fils. L'action de la curette tranchante donne moins de sang qu'on l'observe pour les foyers tuberculeux ordinaires. Le bourrelet du pourtour se montre surtout beaucoup plus dur et incomparablement plus adhérent que ne l'est la limite ordinaire d'une gomme tuberculeuse. Le tissu, mis à découvert après une action sincèrement énergique et prolongée de la curette, est surtout très différent des couches anatomiques saigneuses, mais normales, qui environnent les foyers tuberculeux; ce tissu est dur, presque parfaitement blanc, et il donne l'idée de l'aponévrose superficielle, qui aurait pris un aspect scléroïde, pendant la fonte pathologique de la couche graisseuse sous-cutanée. Cette surface cruentée est uniformément plane, sauf en un point situé près de son bord antérieur et supérieur. Là se trouve un étroit pertuis, atténué en entonnoir et facilement perméable au stylet explorateur.

Ce pertuis conduit d'abord au-dessous, puis en dedans du maxillaire inférieur. L'instrument semble conduit encore plus loin que la face interne de l'os, et l'on croit percevoir un contact dur, qui n'est nullement rugueux comme un séquestre, mais qui paraît immobile, fixe, lisse et régulier comme serait une dent en ectopie. Grâce à l'anesthésie chloroformique, on complète régulièrement l'exploration comparative des régions symétriques et on détermine la consistance uniformément dure et le siège exact de la tumeur développée aux dépens du bord inférieur et de l'angle gauche du maxillaire inférieur; cette tumeur est du volume d'un œuf environ, et elle est appréciable et du côté de la muqueuse et du côté de la peau (du moins pendant le sommeil chloroformique).

L'opération est suspendue et un pansement antiseptique est appliqué sur la plaie.

Quelques jours plus tard, une consultation est provoquée avec M. le professeur Redier, et l'ablation de

la tumeur du maxillaire inférieur est décidée, en réservant le diagnostic demeuré incertain.

L'opération est pratiquée le 24 janvier 1892. Après
chloroformisation, l'incision est conduite suivant le
bord inférieur du maxillaire inférieur jusqu'à l'angle;
elle est prolongée ensuite par un débridement ver-
tical en arrière de la branche montante. Cette dernière
intéresse une petite partie de la glande parotide et
sectionne quelques artères accessoires. La limite antérieure de l'incision laisse l'artère faciale hors de
cause. Le périoste est dégagé au moyen de la rugine
de Farabeuf. La surface osseuse, ainsi mise à découvert, n'est ni blanche, ni lisse, ni dure, comme le
maxillaire normal; elle est irrégulièrement et superficiellement mamelonnée, d'une couleur gris foncé,
d'une consistance intermédiaire entre celle du tissu
compact et celle du tissu spongieux. Toute cette
surface est saigneuse, mais d'une façon peu régulière
et peu copieuse. L'orifice du trajet fistuleux est situé
sur le milieu du bord inférieur de l'os; il présente une
forme très régulièrement circulaire, avec un diamètre
de 3 millimètres, comme s'il était taillé à l'emporte-
pièce. Un segment osseux est enlevé à la gouge et au
maillet, et met à découvert une section dont l'irrégularité est très peu commune. En effet, plusieurs points,
distants les uns des autres, offrent bien les caractères
de la raréfaction du tissu osseux à divers degrés de son
évolution. Les uns renferment des tissus mous, pres-

que gélatineux, d'une couleur framboisée, grise ou brune; il y a même quelques points noirâtres. D'autres sont de petits foyers crémeux, d'un jaune très pâle, qui fait supposer une date très récente pour leur évolution; l'un de ces foyers présente une configuration, une direction et un siège anatomique dont l'ensemble conduit à examiner si le nerf dentaire a été mis à découvert par les manœuvres d'exérèse et de curage. Cette interprétation est écartée par ce fait que le cordon blanc dont il s'agit n'est accompagné d'aucun vaisseau, et surtout parce que le curage du foyer qui l'entoure ne conduit à aucune tunellisation appréciable. Enfin, d'autres foyers, de beaucoup les plus nombreux, sont caractérisés par une coloration plus foncée du tissu osseux, avec des marbrures jaunes ou grisâtres et surtout bien caractéristiques par une consistance extrêmement friable. La curette évacue sans effort la totalité de ce tissu pathologique et met à découvert un autre tissu osseux, dont la consistance plus dure et la couleur bien nette et bien rouge caractérisent suffisamment l'intégrité. Pendant ces manœuvres de curage, il s'écoule peu de sang et peu de pus; c'est un mélange très peu homogène.

Des productions osseuses accessoires et dures sont ensuite éliminées à la gouge et au maillet, afin de se rapprocher de la configuration normale de cette région squelettique, dont il a fallu supprimer toute la portion saillante de l'angle du maxillaire. Entre cet angle et

le bord supérieur de la portion horizontale de l'os, la
table interne a été mise à découvert dans une notable
étendue, sans rien rencontrer du follicule de la dent
de sagesse, ni de l'alvéole déshabitée de la deuxième

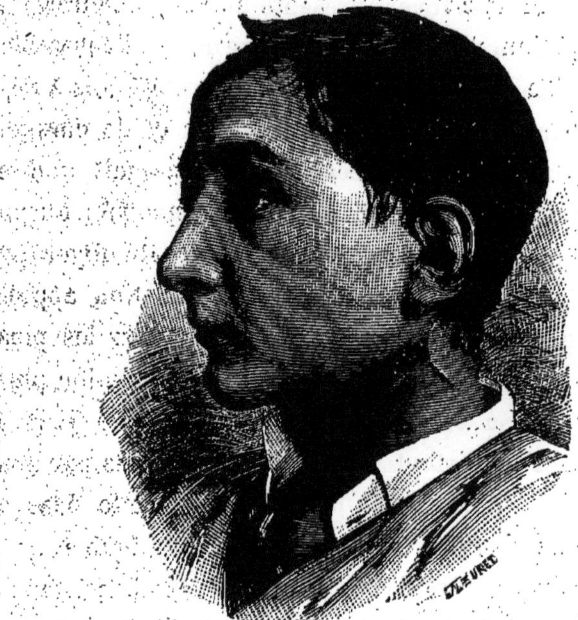

Fig. 3. — Autoplastie par glissement après excision du foyer
morbide (d'après une photographie de M. le Dʳ P. Bernard).

molaire, ni de l'artère dentaire. Un ganglion lymphatique induré au-dessous de l'angle du maxillaire est
ensuite énucléé sans effort. Le trajet de la fistule est
excisé, ainsi que toute la surface de l'ulcère cutané, y
compris son substratum scléreux. Après un copieux
lavage au sublimé, l'opération est terminée par une

autoplastie par glissement (Fig. 3), qui ramène de bas en haut une portion peu étendue de la peau du cou. Un seul drain est installé en arrière de la plaie et il pénètre dans la caverne osseuse. La suture est faite au crin de Florence et le pansement est aseptique.

La réunion est obtenue par première intention, sauf en une portion étroite située en avant de l'orifice du drainage.

L'actinomycose est reconnue au microscope par M. le professeur Augier, dans un des fragments du pourtour de l'ulcère :

« L'examen des bourgeons charnus m'a démontré la présence, au sein de l'un d'entre eux, d'un grain actinomycosique volumineux et absolument caractéristique ; ce grain présentait les mêmes caractères que ceux que j'ai eu l'occasion d'observer dans les cas d'actinomycose bovine. Les éléments conjonctifs, au sein desquels était enchâssée la colonie d'actinomycose, présentaient la dégénérescence graisseuse habituelle, c'est-à-dire que toutes les cellules étaient comme farcies de granulations graisseuses à centre réfringent. C'est même l'existence de cette dégénérescence de bourgeons charnus, ainsi que le siège de la lésion qui m'ont fait supposer qu'il s'agissait d'un cas d'actinomycose. »

Pendant la première semaine après l'opération, il existe une asymétrie manifeste de la portion inférieure du visage ; la région parotidienne et la portion la plus postérieure de la joue sont légèrement tuméfiées; les plis sont effacés et les traits sont moins marqués que dans les portions symétriques du côté droit.

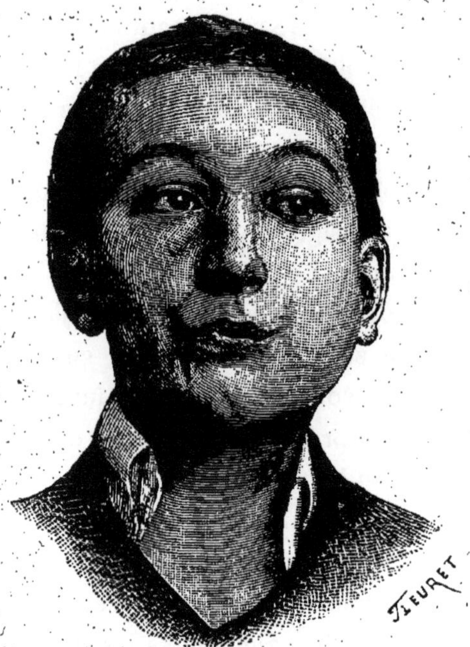

Fig. 4. — Légère paralysie faciale après l'opération, aujourd'hui disparue (d'après une photographie de M. le Dr P. Bernard).

Il existe, en outre, un certain degré de paralysie faciale, limitée à la même région et dont l'importance est minime. Il est cependant rendu bien manifeste dans l'action de siffler (Fig. 4).

Dès le dixième jour, ces diverses déformations sont déjà remarquablement atténuées.

Actuellement, il ne reste pas le moindre vestige de ces déformations temporaires, et la symétrie du visage est redevenue irréprochable. D'ailleurs, la guérison se maintient, nulle part on ne trouve la moindre trace de récidive, et le sujet jouit d'une excellente santé.

M. E. Guder (*Revue médicale de la Suisse romande,* 1891) a observé un jeune valet de ferme, en place à C..., qui vint le trouver, en octobre 1890, pour une petite tumeur, douloureuse surtout la nuit, siégeant à l'angle de la mâchoire du côté gauche. Le malade, un robuste campagnard, âgé de vingt-sept ans, originaire de la Haute-Savoie, a eu la fièvre typhoïde à vingt et un ans et n'a pas d'antécédents héréditaires. Il a remarqué un mois auparavant une petite tumeur indolore à l'angle de la mâchoire inférieure ; quinze jours après, cette tumeur grossit tout à coup et atteignit les dimensions d'une petite pomme. En même temps, la grosseur devenait douloureuse ; elle diminuait pendant la nuit et augmentait de volume le soir. Le malade ne tousse pas et n'a jamais eu mal aux dents.

A l'angle de la mâchoire inférieure, à gauche, on voit la tumeur ronde, recouverte par la peau rouge adhérente, un peu cyanosée. Cette tumeur est molle, très sensible ; et le malade accuse de vives douleurs au moindre contact ; elle occupe exactement l'angle de la mâchoire et se perd insensiblement dans les tissus environnants. Les ganglions lymphatiques sous-maxillaires ne sont pas tuméfiés; les autres organes sont sains; les dents, en particulier, sont au complet et en parfait état de conservation. Les bêtes que le malade a à soigner sont saines, sauf un cheval qui, d'après le dire du malade lui-même, « a des boules par tout le corps. » Le vétérinaire de la contrée n'a pas eu à s'occuper de ce cheval jusqu'à présent. — Le malade a l'habitude de chiquer.

M. Guder fait une incision verticale de 3 centimètres environ au milieu de la tumeur; le malade accuse une vive douleur; par la plaie s'écoule une petite quantité de pus semi-liquide, visqueux, filant et dans lequel on voit tout de suite quelques petits grains jaune-paille, d'autres blanchâtres, de la grosseur d'une tête d'épingle ou plus petits. Le pus ne s'écoule pas spontanément, et il faut peser sur la tumeur pour en faire sortir quelques gouttes; le chirurgien parvient de la sorte à recueillir dix à douze de ces grains jaunes qui, écrasés entre deux lames de verre, forment de petits disques, dont le pourtour est trouble et opaque, tandis que la partie centrale se compose d'une masse plus transparente, qui semble elle-même formée de masses plus petites, reliées entre elles par une trame. La structure, vue ainsi à l'œil nu, rappelle celle d'une coupe microscopique d'un ganglion lymphatique. A un faible grossissement, et sans employer de coloration, les petites masses de la partie centrale sont for-

mées de filaments rayonnant en tous sens et partant
d'un point central. Avec un grossissement plus fort,
ces filaments sont plus visibles et paraissent renflés
à leur extrémité périphérique. Le diagnostic d'actinomycose était établi. La suite du traitement fut des
plus simples : la cavité de l'abcès lavée à la solution
de sublimé au millième est recouverte d'aristol et de
compresses au sublimé. Deux jours après, sur la
compresse se trouvent encore deux grains jaunes,
qui, examinés au microscope, ne se présentent plus
que sous une forme granuleuse, ne laissant voir
qu'indistinctement une disposition radiaire. La tumeur
avait disparu au bout de quelques jours et la plaie se
ferma très vite. Un mois après l'incision, on ne voyait
plus qu'une petite cicatrice à l'angle du maxillaire,
qui n'était pas épaissi, ni douloureux à la pression ;
on put constater encore une fois que toutes les dents
étaient en parfait état et au complet.

M. le professeur J.-L. Reverdin (*Revue médicale de
la Suisse romande*, 1891) a soigné, en juillet 1889, un
étudiant de vingt-deux ans, pour un léger gonflement de
la joue gauche, au niveau de la troisième molaire inférieure (en voie d'évolution), gonflement qui ne dura que
cinq ou six jours. — En septembre de la même année,
et à la même place, apparaît un nouveau gonflement,
qui disparaît comme la première fois. Le maxillaire
n'est ni gonflé, ni sensible. — Le 10 janvier 1890 apparaît une tuméfaction modérée vers l'angle de la mâ-

choire ; les jours suivants, la tuméfaction augmente, remontant vers la joue. Le maxillaire semble tuméfié, mais indolore ; toute la partie inférieure correspondante de la face, ainsi que la région maxillaire sont gonflées, dures à la palpation ; il n'y a pas de fièvre ; mais les mâchoires sont resserrées. — A la fin de janvier, le malade se fait arracher la deuxième grosse molaire, pour donner de la place à la troisième ; malgré cela, aucune amélioration ne survient et le gonflement ne diminue pas ; l'œdème, non douloureux, gagne la paupière inférieure ; le malade dort mal, a de légères élévations de température le soir et de la fétidité de la bouche ; il ne peut prendre que des aliments semi-liquides, vu le resserrement des mâchoires.

Le 8 février, la tuméfaction des paupières a atteint son maximum et l'œil ne peut plus être ouvert. Peu à peu, la peau rougit en un point, devient sensible, et un abcès se forme. C'est à ce moment que M. le professeur J. Reverdin voit le malade. L'œdème s'étend alors jusqu'à la région temporale et au côté correspondant du cou ; les tissus sont durs, ligneux, sauf dans une partie saillante et fluctuante au-dessous du maxillaire (région sous-maxillaire). On fait une incision à cet endroit ; mais, au lieu d'une collection purulente abondante, il ne sort qu'une goutte de pus ; et un drain enfoncé à plusieurs centimètres de profondeur ne rencontre pas l'os. Quelques jours après, il se forme un nouvel abcès vers le bord inférieur du maxillaire, accompagné de vives douleurs ; une nouvelle incision est suivie de drainage et d'injections phéniquées par le drain ; il ne s'écoule que peu de pus. Les jours suivants, l'écoulement sanguinolent est assez abondant pour nécessiter deux pansements par jour.

Le 23 février, l'œdème des paupières a presque complètement disparu ; un nouvel abcès est incisé dans la région parotidienne.

Le 28 février, il en est de même pour un abcès formé au-dessus du précédent.

Le 3 mars, à la région sterno-mastoïdienne, on remarque une coloration rouge vif, s'étendant jusqu'au sternum ; le muscle sterno-mastoïdien paraît dur, tendu. On fait une incision à la partie supérieure de ce muscle et une contre-ouverture en bas, puis un drainage ; il y a toujours peu de pus ; par contre, les tissus sont mous et se laissent facilement pénétrer par le doigt. En raclant les abcès, on voit que leur contenu est formé par des bourgeons rougeâtres, jaunâtres par places, fragiles, très saignants. L'examen microscopique ne découvre pas de figures caractéristiques de l'actinomycose, comme l'hypothèse en avait été émise par le Dr Comte, qui assistait à l'opération. Le pus des jours suivants ne contient pas de grains d'actinomycose et le microscope ne révèle rien de spécifique. Malgré ces incisions et les pansements quotidiens, l'état local s'aggrave, de nouveaux abcès

se sont formés, toute la région est tuméfiée, dure ;
les douleurs sont assez fortes ; la température à 38° et
au delà le soir.

Le 20 mars, on incise et on racle avec la curette
tous les nouveaux abcès, ainsi que les anciens ; les
tissus ramenés sont fragiles, noirs, mélangés à des
parties jaunâtres, semblables à des fausses mem-
branes purulentes. Ce tissu morbide occupe la partie
la plus profonde du derme et le tissu cellulaire sous-
cutané ; il forme sous la peau amincie et en partie
minée des galeries s'étendant dans tous les sens ; la
peau qui recouvre ces galeries est fragile et éclate
sous le doigt. A la joue, le tissu malade plonge
profondément vers le maxillaire ; du côté du cou,
une galérie se dirige vers le bord antérieur du sterno-
mastoïdien, jusqu'à son insertion inférieure ; on
renouvelle l'incision et le raclage, deux autres incisions ouvrent des galeries se dirigeant de l'angle de la
mâchoire vers la région sous-maxillaire. De plus, de
l'angle de la mâchoire part une autre incision se
dirigeant du côté de la paupière inférieure et une
bifurcation s'étend jusqu'à la région temporale. La
curette rencontre partout un tissu fragile, noir, grisâtre, contenant par-ci par-là des masses jaunâtres,
molles ; nulle part de grains d'actinomycose. Ce tissu
occupe partout le tissu conjonctif sous-cutané, sauf à
la joue, où il pénètre plus profondément. M. le professeur Zahn, qui a l'obligeance de faire l'examen immédiat

des tissus enlevés par le raclage, y trouve enfin des
figures d'actinomycose parfaitement nettes. Après
nettoyage au sublimé, on cautérise énergiquement au
thermocautère toutes les surfaces mises à nu.; un
nouveau lavage est fait à l'eau chlorée, et le pansement
à la gaze iodoformée, etc. La dent de sagesse, que l'on
extrait, ne présente aucune altération.

Les deux jours suivants, l'écoulement fut assez
abondant ; les paupières se tuméfiant toujours plus,
on prolonge l'incision, qui se dirigeait vers l'œil, jusqu'aux deux tiers externes de la paupière supérieure,
et on trouve une galerie contenant les mêmes tissus
que ceux décrits précédemment ; la paupière inférieure paraît saine. Les anciennes incisions tapissées
de bourgeons grisâtres sont raclées à nouveau et
traitées comme les autres.

A partir de cette dernière opération, le malade
reprend rapidement des forces et l'amélioration continue à faire de rapides progrès pendant le mois d'avril.

A la fin du même mois, le patient peut sortir, après
que l'on eut incisé quelques nouveaux petits abcès
qui s'étaient formés dans la région malade. Dès lors,
il n'y a plus eu de récidives et le malade a pu
reprendre le cours de ses études.

M. E. Guder (*Revue médicale de la Suisse romande*,
1891) eut moins à intervenir auprès d'un homme de
vingt-sept ans, issu de parents sains. Jusqu'à l'âge de
douze ans, le malade eut beaucoup à s'occuper de deux

à trois têtes de bétail, que possédait son père. Dans la suite, il s'en occupe plus que rarement et entre dans le service des chemins de fer, en qualité de chauffeur, puis de conducteur de locomotive. Jamais il n'a eu l'habitude de porter des épis dans sa bouche. Il n'a pas été malade jusqu'à présent. Depuis deux ans, il se plaint par-ci par-là de maux de dents, qui furent surtout violents au nouvel an 1891. A cette époque, la région sous-maxillaire gauche se tuméfia considérablement et atteignit les dimensions du poing; la région malade était très douloureuse à la pression et infiltrée. Cependant, l'abcès ne s'ouvrit pas; mais il diminua par des applications de cataplasmes; et, au bout de huit jours, la tuméfaction était réduite à la grosseur d'une noisette. En même temps, il s'était formé du côté interne, derrière la deuxième molaire inférieure gauche, sur le processus alvéolaire, une tumeur très douloureuse, grosse comme une petite cerise; cette tumeur s'ouvrit spontanément, et les douleurs disparurent ainsi que la grosseur. Cependant, la grosseur située au-dessous du maxillaire inférieur gauche ne disparut point; elle augmentait ou diminuait alternativement, et le malade, dans l'espoir de la voir disparaître, se fit arracher, dans le courant de mars 1891, la deuxième molaire inférieure gauche; mais le résultat qu'il désirait ne fut pas obtenu et la tumeur augmenta de nouveau à a fin de juin. Le malade se décida alors à entrer à l'hôpital.

Le 9 juillet 1891, cet individu robustement constitué, ayant l'air en bonne santé, présente des organes internes sains ; pas d'albuminurie ; la langue est chargée, les amygdales normales. A gauche, en haut comme en bas, les dents sont saines ; en bas, il manque la deuxième molaire. Les dents de sagesse manquent des deux côtés. Dans la région sous-maxillaire gauche, tout près du bord du maxillaire, on trouve une petite tumeur de la grosseur d'une noix, fluctuante, mobile, sans adhérences avec le maxillaire, mais étroitement soudée à la peau qui la recouvre. On croit à un lymphome.

Dès que la peau est incisée, il s'écoule une certaine quantité de pus, dans lequel se trouvent des petits grains jaunâtres ; et l'examen microscopique, entrepris séance tenante, fait voir qu'il s'agit de grains actinomycétiques très nets, avec des renflements claviformes. L'abcès est situé dans le tissu conjonctif sous-cutané, immédiatement sous la peau, et ne s'étend pas dans la profondeur. Il n'existe aucune relation entre le maxillaire et l'abcès, pas plus qu'avec les ganglions lymphatiques. Les suites de l'opération furent des plus simples ; l'évidement de l'abcès est suivi d'irrigations au sublimé, etc. La plaie ne tarda pas à se fermer et, quinze jours après l'opération, le malade, guéri, quitta l'hôpital.

On n'a pas souvent le bonheur d'un succès aussi rapide et aussi définitif d'emblée. Les sujets jeunes ne sont pas exempts de subir une opération secondaire. M. E. Guder l'a bien reconnu.

Dans le même service, entre, le 18 juin 1891, une enfant de neuf ans ; comme petite fille, la malade a beaucoup toussé, mais n'a pas été autrement malade. A la fin de mars 1891, elle eut à souffrir de violents maux de dents, surtout des molaires droites. Peu de jours après, la mère remarqua que la région de l'oreille droite était passablement tuméfiée ; mais cette tuméfaction diminua quelque peu et les maux de dents disparurent. Cependant, la tumeur augmenta de nouveau sans raison un peu plus tard ; elle ne fut douloureuse que dans les premiers jours et atteignit les dimensions actuelles, tout en restant sensible à la pression.

Au milieu d'avril apparut une tuméfaction semblable à gauche, quoique pas aussi rapprochée de l'oreille qu'à droite ; elle disparut bientôt (il s'agissait probablement des oreillons, qui régnaient épidémiquement dans la contrée). Les parents de la malade n'ont jamais possédé qu'une tête de bétail à la fois, dont la jeune fille n'eut que peu à s'occuper. La mère ignore encore s'il y a eu des bêtes malades dans les environs.

Le 7 juillet 1891, la bouche ne peut être ouverte qu'à moitié ; les dents sont irrégulièrement plantées. Les petites molaires inférieures des deux côtés sont cariées ; la première grosse molaire inférieure est

intacte ; les deux autres manquent. A la face externe
de la première petite molaire, on voit un abcès blanchâtre, proéminent, qui, après sa perforation, laisse
arriver la sonde sur le côté externe de la dent mise
à nu. En avant de l'oreille droite se trouve une
tuméfaction saillante, s'étendant de l'os zygomatique
à l'angle de la mâchoire et à son bord inférieur. En
avant, elle ne va pas tout à fait jusqu'au niveau de la
première molaire. Cette tumeur fait indubitablement
partie de la branche ascendante du maxillaire inférieur et fait aussi saillie sur sa face interne, quoique
d'une manière moins prononcée que sur sa face
externe. Il s'agit donc d'une affection osseuse et non
périostale ; la tumeur est dure, unie, sauf au niveau
de la partie moyenne, à la hauteur du milieu du masséter, où l'on sent, sur la tumeur dure, une partie
plus tendre, traversée à son centre par une fistule, qui
s'est formée par l'ouverture spontanée, il y a neuf
jours, d'un petit abcès. A ce moment, le pus de cet
abcès contenait de beaux grains actinomycétiques
jaunes. L'enfant ne se plaint pas de douleurs et la
palpation de la tumeur est indolore. Dans la fosse
sous-maxillaire droite, tout près de la tumeur osseuse,
on trouve deux ganglions lymphatiques de la grosseur
d'un pois. Derrière le maxillaire et le sterno-mastoïdien, également quelques petites glandes.

Le 10 juillet, une incision longitudinale est conduite
le long du bord inférieur droit du maxillaire ; l'os est

attaqué au ciseau ; il se laisse facilement couper et est formé de substance compacte altérée. Malgré l'ablation d'une portion considérable de l'os, on ne rencontre nulle part de cavité ; seul, un foyer actinomycétique, de la dimension d'un pois, est enlevé, ainsi qu'un autre foyer périostal contenant des grains jaunes. En introduisant une sonde dans la fistule de la joue, on n'arrive nulle part sur l'os ; mais, en raclant le trajet fistuleux, on établit une communication avec l'abcès que l'on avait rencontré dans l'os. La désinfection des cavités est faite au sublimé, et le pansement se compose de gaze iodoformée, etc.

Le 8 août, au-dessous de l'angle droit de la mâchoire, il s'est formé une petite tumeur grosse comme une cerise, mobile, indolore, qui se transforme en abcès et qui, incisée, donne issue à du pus contenant les grains jaunâtres caractéristiques. On excise également une glande située derrière le sterno-mastoïdien ; mais elle ne contient pas de parasites.

On peut donc s'attendre à faire des opérations secondaires, même à une faible distance d'un foyer primitif récemment ouvert, raclé et désinfecté.

Il y a cependant des soins consécutifs, qui diminuent les probabilités d'opérations secondaires, comme le prouve la pratique de M. le professeur Roux. (*Revue médicale de la Suisse romande*, 1891).

Un homme de trente-huit ans est tombé d'un char, à l'âge de dix ans, de façon que la mâchoire frappa contre une pierre ; il n'y eut pas de fracture ; mais depuis ce moment le malade accuse de fréquents maux de dents. A trente-quatre ans apparut, à la même place, une tumeur, que l'on attribua à la présence d'une mauvaise dent ; d'après les symptômes, il s'agissait probablement d'une périostite.

Il y a un mois se forma, sous le maxillaire inférieur, à gauche, une petite tumeur de la grosseur d'une noix, très mobile et très douloureuse. Pendant ce temps, le malade se plaignit de légers maux de dents ; la tumeur augmenta lentement, malgré l'application d'eau sédative, de glace, etc. Le professeur Roux, qui vit alors le malade, incisa l'abcès ; il s'écoula très peu d'un liquide semblable à du sang noir, contenant des petits grains blancs. L'homme est robuste, en bonne santé, n'a rien de pathologique à constater aux organes internes, mais quelques dents défectueuses. A l'angle du maxillaire inférieur gauche se trouve une infiltration étendue qui, par sa longueur et son siège, pourrait en imposer pour une glande lymphatique tuméfiée. L'infiltration commence un peu en avant du milieu du maxillaire inférieur et s'étend jusqu'au milieu de sa branche ascendante. La peau est très tendue, rouge, brillante par places ; la palpation fait reconnaître une infiltration dure, et, par places, de la fluctuation. En bas, la tuméfaction s'étend jusqu'au milieu du cou. A proximité de la branche ascendante du maxillaire inférieur se voit une petite incision, d'où l'on peut faire sortir un liquide brunâtre. En examinant de plus près, on voit nager, dans ce liquide, de petits grains blancs et verdâtres, que l'examen microscopique montre être de l'actinomycose.

Une incision de 9 centimètres environ est menée dans la direction de l'angle gauche de la mâchoire inférieure; et, afin de faire plus de place, on fait tomber, perpendiculairement à la première, une seconde incision se dirigeant en bas. De la plaie s'écoule un pus fluide, contenant des petits grains, blancs ou verdâtres, plus petits que la tête d'une épingle, et du tissu nécrosé. On nettoie à la curette la cavité; et, pour plus de sûreté, on la cautérise au thermocautère. Un prolongement de la cavité de l'abcès, s'étendant en avant, est soigneusement curetté.

Les jours suivants, le traitement consista en injections, trois fois par jour, avec de l'eau chlorée et en applications de compresses trempées dans la même solution. Les suites de l'opération ne présentèrent rien de particulier; le malade quitta l'hôpital, mais avec la recommandation de se présenter trois fois par jour pour les changements de pansement.

Cinq semaines plus tard, la plaie était cicatrisée et le malade considéré comme guéri.

Sur un autre malade, âgé d'environ trente-sept ans, M. le professeur Roux, constata la présence d'une glande sensible à la pression et profondément située dans la région sous-maxillaire gauche. Deux mois plus tard, cette tumeur était de la grosseur d'un petit œuf de poule, paraissait peu mobile dans la profondeur et présentait des limites si peu nettes, qu'on pensa, vu l'absence de symptômes inflammatoires, à une affection maligne voisine de la gaine des vaisseaux. L'examen de la bouche et du larynx ne laissant rien découvrir, on fit quelques applications de pommade iodurée, après lesquelles on déciderait d'une intervention. Un mois après, la glande paraissait avoir nettement diminué de volume; elle s'était rapprochée de la surface et la peau était un peu infiltrée. Des cataplasmes activèrent la perforation, que le malade seul observa. Après quelques jours, étànt à Berne, il consulta le Dr Kocher, qui ne vit plus de glande, mais une sorte de furoncle à bords violacés, d'où s'échappait un peu de pus clair contenant les grains caractéristiques. Le diagnostic fut confirmé par le Dr Tavel, et l'on décida d'exciser radicalement le foyer.

Au cours de l'opération, après avoir circonscrit, à 1 1/2 ou 2 centimètres des limites toute la partie infiltrée autour de la fistule, on trouva dans la profondeur un cordon cicatriciel, qui s'enfonçait d'abord sous la glande sous-maxillaire, pour se diriger ensuite en avant vers la partie moyenne du corps de l'os hyoïde. Ce cordon était du calibre d'un porte-plume, et il fut excisé avec les parties saines immédiatement voisines, exactement comme s'il se fût agi d'un cancer; la guérison se fit par première intention.

Trois mois et demi environ après cette première intervention, le malade remarque sous le menton une nouvelle grosseur de la dimension d'une noisette; la croissance en est assez rapide. On fait une incision perpendiculaire sur la ligne médiane, et l'on pénètre jusqu'à l'os hyoïde, en emportant tous les tissus environnant le noyau central. On gratte avec la curette la corne droite et le corps de l'os hyoïde. La guérison se fait encore par première intention. L'examen microscopique de la tumeur y révèle les figures caractéristiques de l'actinomycose. M. Roux s'est donc vu, lui aussi, amené à une opération secondaire. Nulle part il n'a pu trouver de porte d'entrée du parasite, et l'anamnèse ne donne aucun renseignement sur l'étiologie probable de la maladie.

M. le professeur Thiriar (*La Clinique*, 2 juillet 1891) obtint du moins quelques renseignements sur une ménagère de trente-sept ans, sans antécédents morbides héréditaires, qui habite un petit village flamand, où elle vit misérablement. Sa nourriture se compose presque exclusivement de pain de seigle et de pommes de terre au lard; de temps en temps, un morceau de porc vient varier ce triste menu. L'affection a débuté, il y a quatre mois, par une petite excoriation à la région malaire, accompagnée d'un gonflement très prononcé et donnant lieu à de fortes douleurs. Cette tumeur n'a pas tardé à augmenter; l'induration s'est étendue; des nodosités s'y sont produites et enfin des ulcérations sont survenues en trois endroits différents.

La constitution est excellente ; toutes les fonctions sont normales ; il n'y a rien de particulier dans les organes importants. La joue gauche est le siège d'une tumeur aplatie, étalée ; la peau en est livide, violacée, et perforée en quatre endroits différents ; de ces fistules s'écoule un pus mal lié, séreux ; on dirait des ouvertures fistuleuses d'une tumeur tuberculeuse ou sarcomateuse. La tumeur est inégale comme consistance ; mollasse, semi-fluctuante en certaines parties, elle est plus dure à la périphérie ; elle n'adhère pas aux parties profondes et paraît n'occuper que le tissu cellulaire sous-cutané. Il n'existe aucun engorgement ganglionnaire. A l'examen de la bouche, on constate l'absence de trois dents du côté gauche du maxillaire supérieur ; ce sont les deux petites et la première grosse molaire qui manquent. Au niveau de la place de la première petite molaire existe une toute petite tumeur, un véritable bourgeon mollasse, qui laisse pénétrer un stylet dans la cavité alvéolaire, où l'on constate la présence d'un morceau de racine. A part cela, la bouche est saine. Il n'existe aucun gonflement, aucun trajet fistuleux, qui puisse faire soupçonner une certaine relation entre la tumeur et la cavité buccale. Il est à remarquer, du reste, que la tumeur a débuté avant qu'on ait extirpé les dents.

Le diagnostic reste incertain. Les uns croient à

l'existence d'une lésion tuberculeuse, d'autres à une affection sarcomateuse.

Le Dr Paradis opère le curetage de cette tumeur, curetage aussi bien explorateur que modificateur. C'est au cours de cette opération que l'on remarque, dans les débris enlevés, la présence de grains jaunes, arrondis, brillants, en assez grande quantité. L'examen microscopique, pratiqué immédiatement par le Dr Depage, fit reconnaître l'élément caractéristique de l'affection actinomycosique. Cet examen, répété plus tard au laboratoire du professeur Stiénon, ne laissa aucun doute sur la nature de l'affection.

Ce premier curetage n'a pas été complètement efficace ; il resta autour de la partie avivée une zone de tissu mollasse, nodulaire, recouvert d'une peau livide, décollée sur les bords ; une seconde opération a consisté à exciser largement tous ces tissus, à modifier les surfaces avivées et à détruire le parasite par une large irrigation au sublimé.

Plus tard, la guérison fut considérée comme obtenue. La cicatrisation était presque complète.

L'obscurité des symptômes masque souvent la nature actinomycosique du processus inflammatoire chronique de la région maxillaire. Il faut y insister.

M. le médecin principal Choux (*Archives de méd. milit.*, déc. 1891) relate avec soin l'histoire de Mar..., soldat au 133ᵉ d'infanterie, qui se présente à la visite, le 5 février 1891, porteur, à la région sous-maxillaire droite, d'un empâtement douloureux, diffus, qu'il paraît légitime de rattacher à une affection dentaire. Le malade a les deux premières molaires droites réduites à leurs racines ; et la place de la couronne est représentée par un clapier de carie, entouré d'une zone d'ostéopériostite ; il n'y a pas d'abcès gingival ; le plancher de la bouche est indemne. Ces accidents datent de quatre ou cinq jours. M. Choux adopte d'abord l'idée d'un adéno-phlegmon simple, consécutif à la lésion dentaire constatée.

Malgré le traitement institué en conséquence, — antisepsie buccale, résolutifs locaux, altérants à l'intérieur, — la tuméfaction sus-hyoïdienne ne fait que s'accroître ; la tension inflammatoire gagne de proche en proche la région sous-hyoïdienne ; et, le 20 février, le volume acquis par la tumeur, joint à l'apparition d'accidents fébriles intenses, le décide à hospitaliser le malade, jusque-là gardé à l'infirmerie.

Aucun point fluctuant n'est encore perceptible, et tout espoir d'obtenir la résolution de ce vaste adéno-phlegmon ne paraît pas perdu. Quinze sangsues sont appliquées ; une violente dérivation est pratiquée sur le tube digestif ; et, pendant quelques jours, il semble que les phénomènes inflammatoires subissent un temps d'arrêt.

Le 25 février cependant, constatant la présence du pus, M. Choux donne immédiatement issue à la collection liquide. Une incision de 5 centimètres, corres-

ACTINOMYCOSE

pondant au bord interne du sterno-mastoïdien, est pratiquée avec toutes les précautions antiseptiques, à la partie déclive du point fluctuant; mais il ne donne qu'une très petite quantité de pus séreux, mal lié, dont la pression des parties profondes n'augmente pas la quantité. Un drain placé dans la plaie n'y pénètre que dans une profondeur d'un centimètre environ. Un pansement phéniqué est appliqué.

La température observée depuis quelques jours, 38° le matin, 39°, 39°4 le soir, persiste; le malade continue d'accuser de violentes douleurs dans toute la région latérale du cou. A la levée du premier pansement, deux jours après, on le trouve peu mouillé. L'incision est largement béante ; le stylet pénètre plus profondément et dans tous les sens ; mais la pression ne fait sourdre qu'une faible quantité de sérosité louche, comme le premier jour. L'induration des régions sus et sous-hyoïdiennes, uniformément diffuse jusque-là, a fait place à de petites tumeurs mamelonnées, groupées irrégulièrement au-dessus de cette incision; les téguments, d'un rouge violacé, indurés et épaissis, semblent adhérer aux parties profondes infiltrées. Deux noyaux d'induration présentent, quelques jours après, un point de ramollissement à leur centre; ouverts, ils donnent un contenu identique à celui obtenu précédemment.

Malgré la marche de plus en plus insolite des accidents observés, il n'y avait pas encore de diagnostic nouveau, quand, quelques jours plus tard, M. Choux trouve l'incision primitive envahie par de gros bourgeons charnus, tremblotants, friables, qui attirent son attention par leur singularité ; en pressant sur les ouvertures récemment pratiquées, il fait sourdre de leur profondeur des granulations fongueuses analogues ; de plus, au milieu de la sérosité jaunâtre observée depuis le début, il constate, pour la première fois, la présence de grains jaunâtres, mous, de la grosseur d'un grain de chènevis, enveloppés dans une atmosphère visqueuse, adhérente, qui ont été entraînés au milieu de cette sérosité. La physionomie d'ensemble de la région envahie ne rappelait plus, du reste, que bien faiblement celle des adéno-phlegmons. En outre des trois incisions déjà faites, et autour d'elles, existaient des noyaux d'induration multiples, de la grosseur d'une petite noix, dont la moitié supérieure seule dépassait les téguments ; au delà de cette première zone de lésions, on percevait une infiltration diffuse de la peau s'étendant, en hauteur, depuis la clavicule jusqu'au rebord du maxillaire inférieur, et, en largeur, depuis le bord externe du sterno-cléido-mastoïdien jusqu'à la ligne médiane, qu'elle dépassait déjà.

Bientôt, quatre des nouveaux noyaux d'induration doivent être ouverts à leur tour. A ce moment, la région latérale gauche du cou présente une série de véritables clapiers, formant entre eux un labyrinthe de trajets fistuleux, sus-aponévrotiques ; heureusement, les orifices de ces trajets fistuleux sont irréguliers, entourés d'une peau mince, flasque, bleuâtre, à dentelures aiguës. L'état général du patient, épuisé par une fièvre continue et qui s'alimente mal depuis plusieurs semaines, est de moins en moins rassurant.

Ayant eu l'occasion de suivre, en 1886, dans le service de M. le médecin principal Gentit, à l'hôpital mixte de Nantes, un cas de suppuration assez insolite, qui lui avait paru, un instant, avoir quelque ressemblance avec une observation d'actinomycose, résumée dans le numéro de juin 1886 des *Archives de médecine et de pharmacie militaires* (p. 487), M. Choux fit des recherches à ce sujet. L'examen microscopique des granulations lui fit constater, de plus, qu'elles étaient constituées par les filaments ramifiés à disposition radiée de l'actinomycose. Une planche représentant un cas type de ce champignon permit, par la comparaison, d'acquérir la certitude de ce diagnostic. Comme particularités intéressantes, les filaments radiés présentaient dans leur intérieur, et accolés à leurs parois, de nombreux grains ovalaires, qui n'étaient autres que des spores, dont l'énorme proportion expliquait suffisamment la rapidité et l'intensité de l'extension de cette affection. Fixé sur la nature parasitaire de celle-ci, M. Choux ouvre tous les points indurés ; avec le petit modèle de l'instrument de Volkmann, il les curette tous, ainsi que les trajets fistuleux existants ; il débarrasse ainsi ces derniers d'une quantité notable de granulations fongueuses qu'ils contenaient, et complète le drainage de tout le réseau des trajets, qui sont largement irrigués à la solution sublimée au 1/2000. Les autres parties curetées sont lavées à la même solution. Un pansement antiseptique (iodoforme pulvérisé, gaze iodoformée, mackintosh et ouate salicylée) complète l'intervention.

Le curetage des parties envahies et leur lavage à la solution de sublimé, substituée à l'acide phénique, primitivement employé, n'amènent tout d'abord aucun changement bien notable dans l'ensemble clinique présenté par le malade ; le pronostic paraît encore réservé, l'envahissement du médiastin antérieur étant toujours possible, et c'est dans ce sens qu'à plusieurs reprises il rend compte de la maladie à M. le directeur du service de santé du 7e corps d'armée.

Le curetage est répété dans les différents trajets et le lavage de toutes les parties est renouvelé au sublimé au 1/1000. Au bout d'une semaine, la fièvre disparaît tout à fait ; les décollements s'arrêtent dans leur extension ; la tendance à la réparation se manifeste dans les trajets fistuleux où les drains se meuvent moins librement ; enfin, le malade peut pratiquer quelques mouvements de latéralité du cou, immobilisé depuis près de trois semaines par l'induration totale des téguments et des plans sous-jacents.

L'amélioration commencée se poursuit ensuite sans interruption.

Le 15 mai, les trajets sont tous fermés depuis quelque temps déjà; la peau a recouvré sa souplesse; l'induration des parties profondes a disparu; la coloration des téguments du côté atteint, abstraction faite des lignes cicatricielles, se rapproche de celle du côté opposé. Le malade a repris son embonpoint habituel; il va partir en état de guérison tout au moins apparente. Son affection a duré deux mois et demi.

M. le Dr L. Dor, de Lyon (*Gaz. hebd. de méd. et chir.*, 1893, p. 40), a donné avec le même soin l'histoire de Syl... Claudine, cinquante-neuf ans, cultivatrice, née au Bourget, demeurant à Chanaz (Savoie) depuis trente ans; entrée le 27 octobre 1892, salle Sainte-Anne, n° 9, service de la clinique chirurgicale de M. le professeur Poncet, à l'Hôtel-Dieu de Lyon.

La malade a eu une excellente santé dans son enfance; elle n'a présenté aucun accident scrofuleux. Réglée à dix-sept ans, elle a toujours eu une menstruation régulière. La ménopause est venue à quarante-cinq ans. Elle a eu trois enfants qui sont en bonne santé. Son mari est mort il y a trois ans.

Toute sa vie durant, la malade a travaillé la terre pour cultiver son champ; elle vit dans une modeste aisance et possède six « journaux » de terrain. En outre, elle a toujours eu dans son étable deux vaches, et, interrogée sur l'état de santé de ces animaux, elle a répondu que, dans son pays, lorsqu'on donnait un coup à la mâchoire de ces vaches, il se développait quelquefois des « grosseurs » qui ne se guérissaient pas.

Vers le 10 avril de cette année, la malade souffrait d'une dent (la dernière prémolaire droite de la mâchoire inférieure); cette dent était cariée depuis un an et déchaussée. La malade l'arracha elle-même avec les doigts.

Huit jours après, elle eut une adénite sous-maxillaire droite, très douloureuse et qui dura un mois.

Les souffrances étaient si vives que la malade ne pouvait pas dormir. Cette adénite suppura, il s'établit une fistule qui a donné pendant un mois et demi. Mais, en même temps que cette fistule existait, la tuméfaction sous-maxillaire gagna l'angle de la mâchoire, la région parotidienne et la joue ; il se forma de nouveaux centres de suppuration ; et de nouvelles fistules ne tardèrent pas à s'ouvrir, l'une d'elles paraît avoir percé dans le conduit auditif externe, d'où, par deux fois, pendant une quinzaine de jours, s'est écoulé un pus sanguinolent. En outre, la malade a mouché du pus par la narine droite pendant une huitaine de jours, comme si une fistule avait pénétré dans les fosses nasales, peut-être par l'antre d'Highmore.

Il y a un mois, la maladie prit subitement une extension nouvelle, la tuméfaction gagna très rapidement toute la région temporale et une nouvelle fistule vint s'ouvrir, au bout de quinze jours, à l'angle supéro-externe de l'orbite.

Enfin, il y a un mois également, ont apparu des phénomènes pulmonaires ; la malade s'est mise à

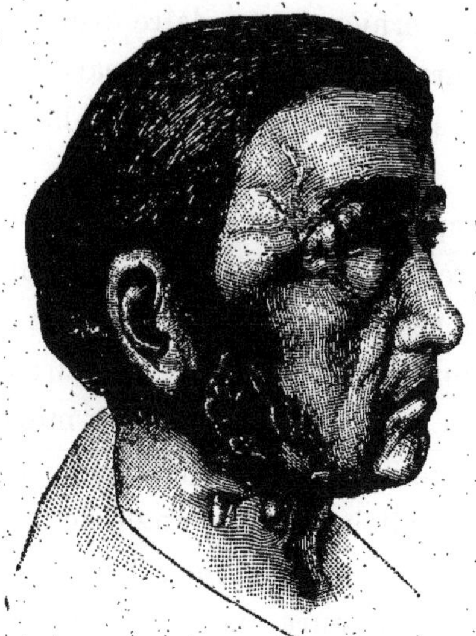

Fig. 5. — D'après celle de la *Gazette hebdomadaire*.

tousser et à cracher ; elle perdit rapidement ses forces, maigrit considérablement et se décida à entrer à l'hôpital.

Au moment de son entrée, on constate que l'on est en présence d'une femme cachectique, jaune, ridée plus qu'une femme de son âge (Fig. 5), marchant avec peine et ayant une expression de grande tristesse, que l'on put immédiatement attribuer à l'immobilité de la face, par suite d'une paralysie faciale partielle. Au premier abord, en présence d'une fistule provenant du maxillaire inférieur, on aurait pu songer à une ostéite chronique; mais l'existence d'une tuméfaction dure, lisse, douloureuse, non phlegmoneuse, adhérente aux tissus sous-jacents et développée dans toute la région temporale, la présence de grosses masses dures, adhérentes à la fois à la peau et à l'os dans la région parotidienne et sous-maxillaire, indiquaient que l'on se trouvait en présence d'une affection d'une nature toute particulière. La syphilis tertiaire aurait pu produire une affection de ce genre; mais la malade niait formellement tout antécédent spécifique.

En examinant la malade plus attentivement, on apprit qu'elle ne pouvait plus ouvrir la bouche; et, même avec un écarteur des mâchoires, il était impossible de vaincre la résistance que l'on éprouvait. Par l'exploration de la face interne de la joue, on ne sentait pas de tumeur, mais néanmoins il semblait que l'on pouvait deviner une propagation du processus le long de la branche montante du maxillaire et admettre une continuation du foyer temporal avec le foyer maxillaire, par l'intermédiaire de la fosse zygomatique, et expliquer, par la réplétion de cette fosse, l'immobilisation du maxillaire inférieur.

Depuis quelques jours, la fistule supérieure suppure abondamment; et ce point paraît être actuellement le foyer de la plus grande activité de la maladie. En effet, les tissus ambiants sont œdématiés, rouges, chauds et douloureux, tandis que, dans le reste de la face, la peau n'est pas chaude. Il résulte de cette inflammation autour de la fistule un œdème des deux paupières; et la malade a de la peine à ouvrir franchement l'œil droit; elle ne peut d'ailleurs pas non plus le fermer complètement, à cause de la paralysie faciale dont elle est atteinte. Cette circonstance est particulièrement fâcheuse, en raison de l'existence d'une cataracte sénile, développée depuis un an sur l'œil gauche, et qui est assez avancée pour n'avoir laissé à cet œil qu'une vision insuffisante pour permettre à la malade de se conduire.

On note actuellement, en outre de cette fistule supérieure, six autres fistules, dont trois sont complètement taries et dont trois autres se terminent à la joue par un renflement de la peau en cul-de-poule et suppurent encore d'une façon intermittente.

En pressant sur toutes ces fistules, on fait sortir un liquide purulent et sanguinolent, visqueux; et, dès l'issue des premières gouttes, M. Poncet constate dans ce pus l'existence des petits grains jaunes caractéristiques de l'actinomycose. Dans chaque goutte il s'en trouve au moins trois ou quatre.

L'examen microscopique, fait au laboratoire de la clinique, a permis de s'assurer qu'il s'agissait bien réellement d'*actinomyces*. En colorant les grains, soit

avec le picro-carmin, soit avec l'éosine, et en ayant
soin de ne pas les écraser avec la lamelle couvre-
objet, il était facile de constater que l'on avait sous
les yeux les étoiles rayonnées à renflements en massue,
prenant une teinte jaune d'or par le picro-carmin, alors
que le reste de la préparation se colorait en rouge.

En examinant complètement la malade, on constata,
en outre des symptômes que nous avons décrits, qu'il
existait une lésion avancée au sommet du poumon
droit : matité en avant et en arrière, respiration souf-
flante, bronchophonié, râles caverneux, craque-
ments humides, tout semblait indiquer l'existence
d'une tuberculose pulmonaire ; les crachats nummu-
laires muco-purulents ressemblaient à s'y méprendre
à des crachats tuberculeux, mais l'examen de laboratoire nous permit de constater, là encore, la présence
des *actinomyces* et, fait important, l'absence de
bacilles tuberculeux. Les granulations étaient moins
faciles à voir dans les crachats que dans le pus; leur
coloration était moins jaune et elles étaient plus rares ;
mais néanmoins elles étaient parfaitement visibles à
l'œil nu ; et, transportées sous le microscope, elles
avaient le même aspect que celles du pus.

Avec les grains rencontrés dans le pus, M. Dor pratiqua une inoculation dans la chambre antérieure
de l'œil d'un lapin. Il observa la production d'une
petite granulation jaunâtre, qui, après avoir progressé
quelque temps, diminua, puis se résorba complète-

ment, si bien qu'au bout de vingt jours elle avait totalement disparu. D'autre part, une tentative de culture sur agar glycériné et à l'abri de l'oxygène réussit parfaitement.

Le 4 décembre, la malade a quitté l'hôpital dans
un état sensiblement identique à celui qu'elle présentait à son entrée : la diffusion des lésions, la propagation aux poumons, interdisaient toute intervention,
et la malade insista pour qu'on lui permît de retour-
ner chez elle. Au moment où elle quitta le service,
elle présentait une véritable caverne au sommet du
poumon droit; mais le poumon gauche était sain.

Cette observation montre bien ce que deviennent
les symptômes de l'actinomycose, au moment où
la maladie devient le plus grave.

L'origine en est obscure; elle est, au contraire, très
nette et même professionnelle dans le cas suivant :

M. Rochet (*Gaz. hebd.*, 1893, p. 149) a observé un
coquetier âgé de quarante-trois ans, marié, père de
cinq enfants, dont un seul est mort en nourrice; les
autres sont bien portants. Sa femme, bien portante
aussi d'habitude, était atteinte, au moment de l'entrée
du malade à l'Hôtel-Dieu, d'une affection présentant
quelque analogie avec celle dont le malade est porteur,
mais qui paraissait assez nettement être d'origine
dentaire.

Le malade lui-même est robuste, il n'a jamais eu
de maladie sérieuse; à l'âge de quinze ou seize ans,

il aurait eu une blennorrhagie, aucun accident véné-
rien depuis et rien qui puisse faire penser à de la
syphilis.

Il exerçait, jusqu'à ces dernières années, la profes-
sion de camionneur; depuis trois ans, il s'occupe de
l'élevage d'animaux domestiques, poules, et plus particulièrement de jeunes pigeons.

Pour nourrir ces derniers, il se sert exclusivement
de grains de millet qu'il leur fait prendre de bouche à
bouche : remplissant sa bouche de grains, il les introduit dans le bec entr'ouvert du pigeon qu'il applique
contre ses lèvres. Il emboque ainsi en moyenne chaque
jour trois cents pigeons. Le malade raconte que fréquemment les pigeons sont atteints de stomatite, mais
qu'il ne s'en inquiète pas ; il ne croit pas avoir jamais
été blessé par eux et n'a jamais eu d'ulcérations sur
les lèvres.

Au mois d'octobre 1892, le malade vit apparaître
un peu au-dessous de la commissure labiale droite
une petite tuméfaction, qui augmenta peu à peu de
volume et au bout de quatorze à quinze jours s'ouvrit spontanément sans avoir provoqué de réaction
inflammatoire bien intense. Il s'écoula une quantité
relativement considérable de *pus jaune* et assez épais ;
puis, une fois vide, l'abcès se referma sans laisser de
fistules, mais seulement une petite induration, qui
persiste encore aujourd'hui.

Environ quinze jours après, le malade éprouva une

difficulté de plus en plus marquée pour ouvrir la bouche; et, en même temps, il vit se développer, sous la région massétérine droite, une tuméfaction qui augmenta lentement, sans douleurs et au bout de quinze ou vingt jours s'ouvrit spontanément vers l'angle de la mâchoire, par deux orifices, qui donnèrent issue à une faible quantité de pus, un peu moins jaune que celui du premier abcès. Depuis cette époque, l'affection est demeurée stationnaire, sans aucun suintement au niveau des fistules.

Le 28 décembre, le malade se fit enlever du côté malade deux dents qui furent reconnues saines; cette intervention ne modifia pas sensiblement son état; il éprouva même des douleurs un peu plus vives et son trismus persista au même degré.

Son état général est demeuré excellent; il a bon appétit, n'a pas maigri et n'éprouve aucun malaise général. Il a un peu de bronchite; mais celle-ci semble légère et sans gravité; l'examen soigneux du poumon est absolument négatif. Sur aucun point du corps il ne présente ni tuméfaction, ni traces de fistules.

En examinant la région buccale, on constate d'abord un trismus assez marqué pour que les arcades dentaires ne puissent qu'à peine s'écarter l'une de l'autre; rien dans la bouche; les dents paraissent toutes saines; et le doigt, introduit le long du maxillaire et l'explorant aussi loin que le permet le trismus, ne perçoit rien d'anormal. Rien non plus sur les lèvres;

un peu en arrière et au-dessous de la commissure des
lèvres, à droite, on trouve une petite nodosité grosse
comme un pois, assez dure, tout à fait indolore ; c'est,
dit le malade, le reste de son premier abcès. Pas de
traces de fistule à ce niveau.

L'affection paraît localisée surtout aux régions
massétérine et buccale droites. A ce niveau, on constate une tuméfaction diffuse, mal limitée et qui
déborde un peu sur les régions voisines : en haut, vers
la région temporale, au niveau de laquelle elle s'étend
assez haut ; en arrière, vers la région parotidienne,
qu'elle semble recouvrir ; en bas, elle se prolonge au-
dessous de la mâchoire inférieure dans la région sus-
hyoïdienne latérale.

Il n'y a pas de changements de couleur de la peau ;
pas de chaleur, très peu de douleur à la pression,
sauf en arrière au niveau de la branche montante et
vers la partie moyenne de l'arcade zygomatique, où
l'on trouve des points douloureux assez nets. Au
niveau du bord inférieur du maxillaire, près de son
angle, il existe deux orifices fistuleux étroits, non
déprimés et ne donnant issue à aucun liquide.

Sur toute l'étendue de la tuméfaction, la peau est
épaissie, œdémateuse, de consistance dure ; cela est
particulièrement sensible sur les bords postérieur et
inférieur du maxillaire, où il semblerait presque que
la tuméfaction fasse corps avec le maxillaire. La
consistance est à peu près partout la même, rénitente,

presque dure ; pourtant, au niveau de la face externe du masséter, on trouve en un point une fluctuation assez manifeste.

Les phénomènes subjectifs sont à peu près nuls ; le malade ne souffre pas ; seule la pression fait naître de la douleur le long de la branche montante et vers le région temporale.

Après anesthésie, on pratique, le 23 janvier 1893, une incision en L, embrassant l'angle de la mâchoire. La peau incisée présentait un aspect très spécial ; elle était très épaissie, deux à trois fois son épaisseur normale ; sa consistance, très augmentée, rappelait celle du carton mouillé. Après avoir incisé jusqu'à l'os et reconnu que celui-ci était sain et n'était pas le point de départ des fistules, on fut amené, en suivant des trajets fistuleux, à ouvrir une petite collection purulente située sur la face externe de la branche montante, entre celle-ci et le masséter, dont on avait dû détacher les insertions inférieures. Il s'écoula environ une cuillerée *de pus assez épais, fortement coloré en jaune par de petites masses jaunes rappelant assez bien l'apparence de cristaux d'iodoforme en suspension dans du pus.* L'examen microscopique de ce pus montra, séance tenante, l'existence de l'*acti-nomyces* à son intérieur (1).

(1) De nombreuses préparations furent faites depuis ; M. Dor, chef de bactériologie à l'Hôtel-Dieu, a même réussi par la suite à obtenir de très belles cultures d'actinomycose.

Après avoir nettoyé et lavé le foyer de l'abcès et s'être assuré qu'il n'existait pas de point osseux sous-jacent, M. Rochet en toucha les parois avec des tampons imbibés de solution phéniquée forte et en bourra la cavité de gaze iodoformée.

Les suites opératoires furent très simples. Au bout de quatre à cinq jours, le trismus commença à diminuer, pour disparaître ensuite complètement; la suppuration, toujours peu abondante, fut rapidement tarie; et, au bout de huit jours, le malade put quitter l'hôpital, sa plaie étant en voie de cicatrisation.

Le 27 février, sa plaie est complètement cicatrisée; les tissus ont repris leur épaisseur et leur souplesse normales, le trismus a complètement disparu. L'état général est demeuré excellent.

« Voilà donc, écrit M. Rochet, un cas très sûr d'actinomycose péri-maxillaire observé à Lyon, quelques semaines après celui de M. le professeur Poncet (Académie de médecine, décembre 1892). Est-ce à dire que l'actinomycose s'étend rapidement dans la région? Non certes; mais peut-être ne l'a-t-on pas assez cherchée jusqu'ici; et, pour notre part, nous avouons très volontiers que c'est en souvenir du cas de M. Poncet que nous avons fouillé plus attentivement l'examen de notre malade, et que M. Rivière, interne du service, a eu l'heureuse idée de le trier parmi les nombreux cas qui se présentent chaque jour au pansement de la clinique. »

Pendant la même année (*Province méd.*, 1893, p. 238), M. Pauly, interne des hôpitaux, a présenté à la Société des sciences médicales de Lyon (séance du 17 mai 1893) un malade atteint d'actinomycose du service de M. A. Pollosson.

C'est un homme de soixante-six ans, cultivateur des environs de Roanne. Il ne donne que des renseignements vagues sur les causes de son affection. Il possède des animaux ; mais ceux-ci n'ont aucune lésion ni de la langue, ni du maxillaire. Il porte souvent des gerbes de blé sur son épaule gauche. L'affection a débuté au mois d'avril, au niveau de l'angle du maxillaire inférieur, par une petite tuméfaction du volume d'un pois, puis a augmenté progressivement jusqu'à acquérir le volume d'un œuf. A ce moment, l'affection a été prise pour un abcès ; un médecin l'a incisée. Actuellement, on trouve plusieurs trajets fistuleux d'où la pression fait sourdre un pus jaune, avec des grains, dans lesquels M. L. Dor a montré les *actinomyces*.

A ce sujet, M. Pollosson fait remarquer que ces malades arrivent généralement dans les hôpitaux avec le diagnostic soit de néoplasme, soit d'affection inflammatoire. Dans ce cas, il avait admis le diagnostic de lésion scrofulo-tuberculeuse de la peau ; mais, la pression ayant fait sortir du pus avec des grains, l'actinomycose a été reconnue. Il insiste sur ce fait qu'il n'existe aucune espèce de caractère distinctif entre les lésions actinomycosiques et les lésions scrofulo-tuberculeuses de la peau.

Enfin (*Province méd.*, 1893, p. 273), M. Coignet a fait, le 7 juin 1893, à la même Société des sciences médicales de Lyon, une communication sur un malade du service de M. le professeur Poncet; il s'agit d'un nouveau cas d'actinomycose du maxillaire supérieur.

Le malade est âgé de cinquante ans, robuste, bien portant, n'ayant jamais fait une heure de maladie; il est sujet à de fréquents maux de dents; et, si l'on examine ses gencives, on les voit, en effet, recouvertes par une multitude de chicots et de dents cariées.

Presque chaque année, dit-il, il prenait des fluxions dentaires; au mois de janvier, il en eut une, comme de coutume; mais, contre son attente, au lieu de la voir disparaître au bout d'une quinzaine de jours, il vit au niveau du maxillaire supérieur gauche, près des ailes du nez, une tuméfaction persister, tuméfaction dure et absolument indolore, soit spontanément, soit à la pression.

Devant la persistance de cette grosseur, qui résistait à toutes les applications, il vit le médecin, qui l'adressa à l'hôpital.

A son entrée, on constata une tumeur allongée, faisant saillie, effaçant le sillon naso-génien du côté droit et ressemblant, à première vue, à un simple gonflement osseux.

En pressant sur cette tuméfaction, on fit sortir, par

une petite fistule qui existe sur la gencive supérieure, au niveau de la dent de l'œil, un peu de pus, où se trouvaient mélangés quelques grains ressemblant à de la poudre d'iodoforme peu finement pulvérisée.

M. le Dr L. Dor, chef du laboratoire de bactériologie du professeur Poncet, examina séance tenante ces grains et constata la présence de l'*actinomyces* ; le diagnostic était donc fait ; il s'agissait là d'une tumeur actinomycosique du maxillaire supérieur.

Il était intéressant de rechercher quelle pouvait être l'étiologie encore obscure des tumeurs de ce genre.

Si on lui demande s'il a l'habitude de mâchonner, d'avoir fréquemment à la bouche des grains d'orge, ou de blé fraîchement cueillis, il ne répond rien de précis à ce sujet ; cela lui arrivait bien quelquefois comme à tous les gens de la campagne, du reste, et il peut se faire peut-être que le mauvais état de ses gencives ait servi de porte d'entrée.

Il habite une commune du département de l'Ain, à Torcieux ; et il raconte que, dans le pays, il existe une maladie des bêtes à cornes, maladie qui est assez fréquente dans le pays ; il y a deux formes : une qu'il appelle les « harpes » et qui consiste en des tuméfactions, des abcès qui siègent dans les mâchoires ; ces tuméfactions sont souvent considérables, donnent un aspect monstrueux aux bestiaux et guérissent après opération ; la deuxième forme est celle qu'il appelle des champignons, consistant en d'énormes choux-fleurs poussant sur la peau en un point quelconque et donnant une suppuration assez abondante. Or, dans son troupeau, le malade nous raconte qu'il a eu trois bêtes à cornes atteintes de ces affections, simultanément ; et c'est lui qui les a soignées et opérées. Il y a deux ans, une génisse prit les « harpes », c'est-à-dire une grosseur de la mâchoire ; s'inspirant de la thérapeutique des maréchaux-ferrants, ou obéissant peut-être à une inspiration chirurgicale, il fit rougir un pique-feu et perça la tumeur, d'où il sortit du pus ; il continua à panser la tumeur et la bête guérit. Peu après, un bœuf prit un chou-fleur volumineux sur la paroi abdominale ; il le traita encore lui-même. Enfin, actuellement, une génisse a pris également « un champignon » ; ces tumeurs végétantes suppurent beaucoup et il y faut des soins quotidiens.

Il reconnaît lui-même le caractère contagieux, pour les animaux, de ces tumeurs, et il vient, en effet, de le constater pour ses bestiaux.

Il nous dit aussi qu'il se pourrait bien qu'il ait pris son mal en pansant ses bestiaux malades, les precautions de propreté qu'il prenait après étant assez sommaires.

Il serait intéressant de chercher quelles pourraient être les relations entre ces tumeurs et l'actinomycose, si ces « harpes » sont vraiment dues à l'*actinomyces*, aussi bien que les choux-fleurs et les champignons suppurants ; il serait intéressant de savoir si cet homme s'est infecté par ces tumeurs et si l'état déplorable de sa dentition a servi de porte d'entrée dans le maxillaire supérieur.

§ II. — *Actinomycose cutanée.*

L'actinomycose cutanée est relativement peu signalée par les auteurs, sans doute en raison de sa confusion fréquente avec d'autres affections et en raison de son habituelle bénignité.

Elle peut envahir toutes les parties du corps, mais on l'observe surtout à la face et aux mains.

Les cas rapportés par Bertha sont des types d'actinomycose de la peau de la main ; celle-ci était parsemée de tumeurs de la grosseur d'un pois, dans un des cas ; dans l'autre, elle avait l'aspect d'un lupus. Partsch en rapporte un autre qui survint dans la cicatrice opératoire d'un cancer de la poitrine, chez un homme de soixante ans, opéré par le professeur Fischer. On peut également citer les faits rapportés par Kaposi, Hartmann, Müller, Braatz, Leser, Tilanus et Hohenegg, Luhrs, Legrain et Thiriar. Mais, de toutes les observations, la plus intéressante est celle de MM. Darier et Gautier : la lésion débuta par une petite tumeur sous-cutanée dans la joue droite ; en peu de semaines, elle devint considérable, envahit la peau et s'ouvrit comme un abcès. D'autres nodules se développèrent tout autour, si bien que l'affection apparaissait sous forme d'une plaque d'un rouge violacé, de la couleur de certains lupus; il y avait de l'infiltration ligneuse et de l'adhérence au maxillaire; pas d'adénite. Ce cas présentait une difficulté réelle de diagnostic.

Le 30 janvier 1893, MM. W. Dubreuilh et J. Sabrazès ont présenté à la Société d'anatomie et de physiologie de Bordeaux un malade atteint d'actinomycose cutanée. Il s'agit d'un homme âgé de dix-neuf ans, natif d'un village des environs de Dax (Landes), qui, depuis plus d'un an, habite Bordeaux, où il est garçon boulanger. Cet homme a vu apparaître, il y a six mois, sur la joue droite, un peu au-dessus du rebord inférieur de la mâchoire, un petit abcès qui, très rapidement, acquit le volume d'une olive, sans occasionner de douleur; incisé à deux reprises, il laissa écouler un liquide séro-sanguinolent contenant des grumeaux jaunâtres. La tumeur ne tarda pas à se reproduire.

Elle a, au moment de l'examen, le volume d'une amande; elle est molle, résistante, intra-dermique, recouverte par une peau amincie, lustrée, de couleur violacée, livide; en arrière, la muqueuse a conservé sa souplesse et sa mobilité. Le sillon gingivo-génien, la gencive correspondante, le maxillaire, ne paraissent pas tuméfiés. La première grosse molaire manque. Cette dent semble avoir été le point de départ de l'affection; depuis quatre ans, elle était cariée et déterminait des crises d'odontalgie; il y a huit mois, elle n'était plus réduite qu'à des chicots. A cette date, le malade expulsa du centre de cette dent un petit bloc puriforme, mou, jaunâtre; deux mois après, voyant sur la joue droite, en face de la grosse molaire cariée, se former un abcès, il fait arracher sa dent. La tuméfaction des gencives disparut; mais l'abcès continua à évoluer, non dans un ganglion, mais dans l'épaisseur des téguments de la joue.

De cet abcès incisé une troisième fois, il s'est échappé une matière fongueuse, mollasse, de couleur lie de vin, au milieu de laquelle étaient des grains d'un beau jaune-soufre, ronds, mous, onctueux, du volume d'une pointe à une tête d'épingle. Leur examen microscopique montre clairement que ces grains sont formés par des amas confluents d'*actinomyces* mêlés à des globules de pus. Le parasite, d'aspect muriforme, se reconnaît facilement, dans les préparations que les présentateurs font passer sous les yeux de la Société, à ses irradiations périphériques en massue et à la zone centrale dense et enchevêtrée des colonies étoilées.

Le malade fut opéré par M. le professeur Demons, qui racla cet abcès intra-dermique, en régularisa les bords et sutura la plaie, qui se réunit par première intention.

Le 4 mai 1893, le malade se portait parfaitement, il n'a plus souffert depuis l'opération, et l'on trouve, à la place de l'ancienne tumeur, une cicatrice rougeâtre, tendant à pâlir.

L'actinomycose cutanée n'est certes pas spéciale à l'Europe ; on l'a également signalée en Afrique.

Le 8 avril 1893, MM. les docteurs d'Audibert Caille du Bourguet et E. Legrain ont présenté à la Société française de dermatologie et de syphiligraphie un cas d'actinomycose de la face, avec photographie à l'appui. Ce fait est d'autant plus intéressant qu'il est le premier signalé en Algérie. Il a trait à un jeune Kabyle de douze ans, habitant les environs de Bougie, et vu par les présentateurs en octobre 1892 ; il était alors porteur de deux ulcérations siégeant à la face.

L'affection aurait débuté, quatre mois auparavant, par l'apparition de deux nodosités, qui se sont développées insidieusement et au niveau desquelles la peau s'est ulcérée.

La première ulcération, située un peu au-dessous de la branche horizontale gauche du maxillaire inférieur, a la grandeur d'une pièce d'un franc ; elle est assez profonde pour permettre l'introduction de la moitié de la dernière phalange du petit doigt ; ses parois sont formées de tissus mous ; et le fond contient un pus jaunâtre, crémeux, dont l'examen bactériologique a permis de faire le diagnostic d'actinomycose. Les tissus voisins sont indurés ; cette induration est surtout appréciable du côté de la muqueuse buccale, au niveau des grosses molaires inférieures.

A 4 centimètres au-dessus de cette première induration, et à 3 centimètres environ en dehors de la
commissure gauche, existe une deuxième ulcération,
moins grande que la première et plus superficielle.

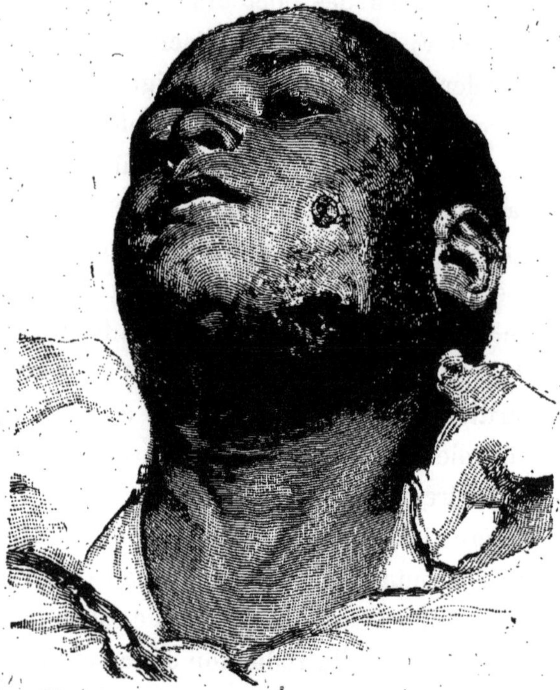

Fig. 6. — D'après une photographie artistique de M. le médecin-
major Emile Legrain.

La palpation y dénote une induration, appréciable
surtout à la face interne de la joue.

La canine inférieure gauche et la molaire adjacente
sont cariées, ainsi d'ailleurs que les deux petites molaires inférieures droites (Fig. 6).

En enfonçant un stylet dans les trajets ulcéreux, on n'arrive pas sur le maxillaire dénudé, mais on perçoit, au contraire, une hypertrophie partielle du maxillaire, surtout appréciable au niveau de la première ulcération.

Le pus crémeux, retiré avec une curette du fond de cette ulcération, contient les amas rayonnés caractéristiques de *l'actinomyces*; malheureusement, il ne put être cultivé; et il fut impossible de s'assurer si, dans ce cas, le champignon était le même que celui qu'on observe en Europe.

Le genre de vie du malade ne put rien apprendre sur l'étiologie de l'affection; les dents cariées dont le Kabyle est porteur, chose assez peu fréquente chez les indigènes, ont bien pu toutefois être la porte d'entrée du microbe pathogène.

L'actinomycose cutanée a été tout spécialement étudiée par M. le Dr Taburet, dans une thèse soutenue à Bordeaux le 20 novembre 1893, à l'occasion du fait résumé page 89 et observé dans le service de M. Dubreuilh. L'auteur décrit les abcès actinomycosiques comme « des collections aplaties, étalées sous le derme, dans le tissu cellulaire sous-jacent, de consistance plus ou moins molle et se déplaçant en masse. Quand le liquide s'est collecté en certains points, on voit la peau rougir, se tendre, puis devenir livide, violacée et se perforer » (Page 21). A travers l'ulcération ainsi produite se voient des fongosités jaunâtres ou violacées, d'aspect ecchymotique, au milieu desquelles s'écoule du pus en quantité variable. Les trajets fistuleux ressemblent aux trajets tuberculeux anciens : ouverture décollée, livide ; fond constitué par des masses fongueuses, mollasses, d'un gris jaunâtre. Le tissu conjonctif constituant la paroi de l'abcès forme des îlots, au milieu desquels on trouve l'*actinomyces*. En dehors de la paroi, on trouve souvent d'autres abcès, communiquant ou non avec le premier.

La portion externe de la paroi de l'abcès est parcourue par de nombreux vaisseaux sanguins de nouvelle formation, ce qui explique la tendance à la formation de tissu cicatriciel.

Le système lymphatique est intact, les parasites étant trop volumineux pour pénétrer dans les vaisseaux lymphatiques (Plicque). C'est à ce fait qu'on doit attribuer l'absence des lésions ganglionnaires.

« Les follicules pileux, enserrés dans le tissu de nouvelle formation qui les comprime de toutes parts, ne tardent pas à s'atrophier, et l'on note une chute des poils sur les régions de la peau atteintes d'actinomycose. Les glandes sudoripares subissent le même sort, et la peau infiltrée d'actinomycose est toujours lisse et très sèche autour des ulcérations (Kaposi, Bertha, Lührs). » (Taburet, p. 22).

Tel est l'ensemble des lésions produites par l'*actinomyces* à la surface cutanée ; il importait de se les rappeler ; et l'on verra plus loin comment le diagnostic est quelquefois difficile à faire d'avec quelques autres lésions de la peau.

§ III. — *Actinomycose thoracique.*

Cette forme succède, dans la très grande majorité des cas, à la *pénétration directe* du parasite dans le tissu du poumon par un point quelconque de la muqueuse respiratoire.

On a publié néanmoins plusieurs faits où il semble prouvé que *l'actinomyces* avait traversé l'œsophage avant d'envahir l'arbre aérien.

Quoi qu'il en soit, le plus communément on a affaire à des altérations parenchymateuses, et l'on ne connaît jusqu'à présent qu'un seul cas où l'affection ait revêtu des allures d'une bronchite généralisée, sans aucun signe permettant d'affirmer que les poumons aient été intéressés. C'est le cas rapporté par Canali : il s'agissait d'une jeune fille de quinze ans, malade depuis déjà huit ans, et dont l'affection simulait une *bronchite catarrhale*; on ne tarda pas à émettre des soupçons sur la nature de la maladie, d'après l'aspect des crachats, qui étaient d'une odeur repoussante, visqueux, jaunes, avec de petites masses vertes ; au repos, ils se séparaient en deux couches : la supérieure riche en mucus clair, l'inférieure gluante et formée d'un sédiment jaune, dans lequel on trouva en abondance les rosettes d'*actinomyces* (Fig. 7). Cette curieuse et importante observation laisse une petite place à la controverse, puisqu'elle manque de contrôle nécroscopique ; mais elle témoigne de l'utilité d'une théra-

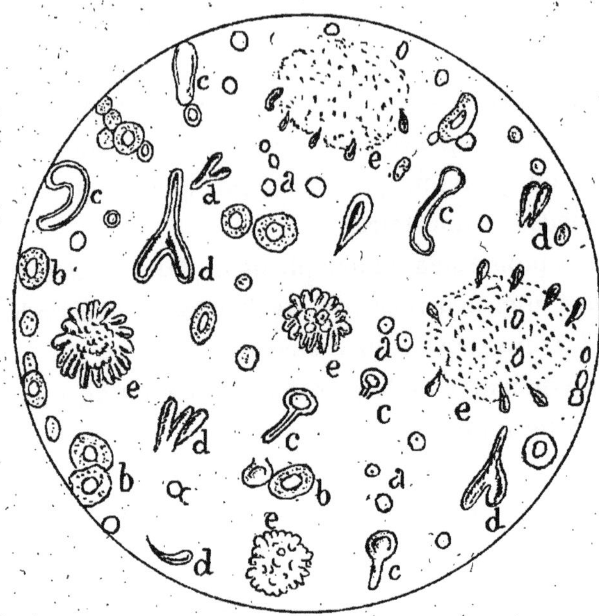

Fig. 7. — *Actinomyces* dans l'expectoration, d'après Canali (*Rivista clinica di Bologna*, 1882, p. 576).
a globules blancs ; *b* cellules d'épithélium pulmonaire ; *c* actinomycètes douteux ; *d* spores libres ; *e* corps mûriformes avec spores périphériques.

peutique rationnellement antiseptique ; en effet, après des inhalations de térébenthine et d'acide phénique, la fétidité de l'expectoration diminua, sans être abolie, et les colonies d'*actinomyces* y devinrent de plus en plus rares, de sorte que la malade s'améliora beaucoup ; elle fut ensuite perdue de vue.

Le thorax peut être envahi par la voie du *médiastin* ainsi, l'actinomycose, partie de la bouche, gagne de proche en proche dans le tissu cellulaire, en donnant lieu parfois, chemin faisant, à des abcès qui s'ouvrent à la peau et plus tard à d'intarissables fistules.

Parvenue dans le thorax, elle y trouve un milieu propice et y prolifère copieusement, donne lieu à des collections purulentes, — avec *carie* des os de la colonne vertébrale, — avec fistules cutanées sur les parois du thorax, — avec *pleurésie*, *péricardite*, etc.

Le poumon, à son tour, peut se trouver envahi secondairement, ainsi qu'il est arrivé chez la malade observée par M. L. Dor, dont l'observation est relatée plus haut.

Bien plus spéciale est l'actinomycose primitive du poumon, dont plusieurs observations humaines ou vétérinaires mettent l'existence hors de doute ; — son analogie avec la tuberculose est souvent une cause d'erreur. Le tissu pulmonaire se transforme peu à peu en une masse indurée et compacte, au milieu de laquelle on peut retrouver, de-ci de-là, quelques îlots représentant encore le tissu primitif.

L'actinomycose pulmonaire a de la tendance à l'envahissement de proche en proche ; et, une fois arrivée à la surface du poumon, elle envahit la plèvre, dont elle comble la cavité, attaque les côtes, les muscles intercostaux, jusqu'à arriver sous la peau. Par ailleurs, elle pénètre dans le médiastin, atteint l'œsophage, la colonne vertébrale; et elle peut traverser ou contourner celle-ci, pour se faire jour du côté du dos. Cette tendance à l'envahissement s'opère toujours avec lenteur et s'établit insidieusement.

Comme symptômes, le malade présente bien une réaction fébrile modérée, avec douleurs et élancements dans la poitrine, une toux parfois très pénible, accompagnée d'expectoration; mais, comme l'infiltration néoplasique se fait dans la profondeur des tissus, rien n'en peut faire soupçonner la marche; et les signes stéthoscopiques font défaut. —Ce n'est que plus tard qu'on peut, par les moyens ordinaires, se rendre compte du degré des désordres produits. Souvent alors on constate de la matité, un affaiblissement du murmure vésiculaire, ou un souffle bronchique mêlé de râles; et, à l'inspection du thorax, on observe une diminution des excursions thoraciques, une modification dans les espaces intercostaux, une incurvation du côté atteint. — Cet état peut durer des mois ou des années, sans que le malade s'en doute; et ce n'est souvent qu'à un épiphénomène, tel qu'une pleurésie, que le sujet fera remonter le début de son affection. — Quelquefois il survient une rémission temporaire, au moins en apparence; mais la maladie n'en continue pas moins sa marche.

L'actinomycose, ici comme dans la forme cervicale,

se distingue par une tendance très grande aux fusées multiples à distance. Une fois que le parasite a atteint la paroi thoracique, il traverse les muscles intercostaux et attaque la peau ; souvent toute la région malade est creusée de *trajets fistuleux multiples*, qui s'ouvrent au dehors et laissent suinter un *liquide*, généralement *peu abondant*, parfois inodore, mais le plus souvent *horriblement fétide* et chargé des *granulations caractéristiques* de l'actinomycose.

Souvent encore, la forme thoracique n'est que le point de départ de localisations plus éloignées du champignon ; celui-ci traverse le diaphragme pour pénétrer et se propager dans l'abdomen, parfois plus bas encore, témoin le malade d'Israël, qui, atteint d'une actinomycose thoracique, vit se former un abcès de même nature au mollet gauche ; ce ne fut d'ailleurs pas le seul, car il s'en forma d'autres çà et là, sous-cutanés, intra-musculaires et périostiques, ce qui témoigne péremptoirement d'une généralisation par infection et qui fit admettre par Israël une *forme pyohémique* de l'actinomycose.

Plus récemment, M. K. Kock (Réunion des méd. et nat. allem. à Nuremberg, 11-15 sept. 1893) a observé sept cas d'actinomycose à Nuremberg et dans ses environs. Dans l'un de ces cas, l'actinomycose, développée à la base du poumon gauche, avait perforé le diaphragme et envahi la rate (*Mercredi méd.*, 25 oct. 1893).

Il semble nécessaire d'admettre également l'origine thoracique pour la trouvaille d'autopsie présentée par M. Kanthack, le 16 janvier 1894, à la Société de pathologie de Londres.

Le foyer infectieux primitif siégeait vraisemblablement dans le foie ou à la base du poumon droit. En effet, la plus grande partie du lobe hépatique droit et la portion inférieure du poumon du même côté étaient occupées par une masse de consistance molle, présentant l'aspect d'un abcès. Le poumon droit était farci de granulations jaunâtres, offrant une grande ressemblance avec des dépôts tuberculeux pour lesquels, en effet, elles furent prises tout d'abord. Du foie, l'affection s'était étendue à la capsule surrénale et au rein du côté droit. Il existait dans la rate un petit infarctus de consistance molle et qui contenait le champignon caractéristique. Enfin, le poumon gauche présentait aussi, mais seulement à la base et au sommet, ces mêmes granulations jaunâtres qui remplissaient tout le poumon droit. Les tissus du médiastin étant absolument indemnes, on ne pouvait donc admettre que l'affection se fût étendue par continuité du poumon droit au poumon gauche. Il s'agissait peut-être de métastases ; cette supposition se trouve encore appuyée par ce fait que, peu de temps avant la mort, il s'était formé des abcès multiples (à l'épaule droite, au coude du même côté, etc.), qui contenaient tous le champignon caractéristique de l'actinomycose.

Dans ce cas, le diagnostic de l'actinomycose n'a été établi qu'à l'autopsie; jusque-là, en effet, le malade avait été considéré comme tuberculeux (1).

Le *cœur* lui-même peut être atteint d'actinomycose, ainsi que le péricarde ; Paltauf en a rapporté un cas très net ; le professeur Virchow avait, d'ailleurs, depuis longtemps observé, à la surface et dans l'épaisseur des parois de cet organe, de petites nodosités, parfois calcifiées, qui n'étaient autre chose que des noyaux actinomycosiques.

En résumé, l'actinomycose thoracique se révèle souvent avec des signes de bronchite, de broncho-pneumonie, de pleurésie, de péricardite — et *surtout de tuberculose*. — Les malades toussent, ont de la fièvre, des sueurs nocturnes, parfois des hémoptysies, une expectoration muco-purulente ou purulente, qui renferme les *touffes caractéristiques* ; ils présentent des douleurs sous forme de points, éprouvent de l'anorexie ; et ils en arrivent à une émaciation considérable et à une mort dans le marasme.

Le Dr J. Lumniczer (*The British med. Journ.*, 1890, p. 41) relate l'histoire d'un malade, âgé de soixante-dix-sept ans, qui toussait depuis deux ans et avait eu des hémoptysies depuis plusieurs années déjà.

En juin 1889, il était porteur, dans la région axillaire droite, d'une tumeur douloureuse, qui fut ouverte et donna issue à du pus séreux.

(1) *Semaine médicale*, 24 janvier 1894, n° 5, p. 39.

Au mois d'août, plusieurs petits abcès apparurent près du sternum ; en trois ou quatre jours, ils s'ouvrirent spontanément et les orifices n'avaient aucune tendance à se cicatriser.

Quand le malade entra à l'hôpital le 10 octobre, on remarqua sur la poitrine des infiltrations profondes et de nombreuses ulcérations à bords taillés à pic. Le stylet, introduit, pénétrait jusqu'au sternum, jusqu'aux cartilages et jusqu'aux côtes ; on arrivait même jusqu'au médiastin antérieur ; on arrivait ensuite dans une cavité de 10 centimètres de longueur, s'étendant du côté de l'aisselle. Une cavité semblable, de 8 centimètres de longueur, fut rencontrée au-dessus de la quatrième côte. — Les ulcérations sécrétaient un pus séreux, dans lequel on pouvait aisément voir à l'œil nu de nombreux corpuscules jaunâtres, que l'examen microscopique montra être des grains actinomycétiques. — Le malade n'avait pas de fièvre, mais il toussait beaucoup, et on trouva des *actinomycès* dans son expectoration.

La coïncidence de foyers pulmonaires et de foyers extra-thoraciques est également relatée par le Dr H. Snow (*The British med. Journ.*, 18 juillet 1891, p. 125). — Mme A. B…, trente ans, entrée à l'hôpital le 17 juin 1890, femme d'un colporteur, eut à subir beaucoup de privations et de mauvais traitements. En novembre dernier, une grosseur serait apparue au sein droit, se serait ensuite ramollie et ouverte.

A son entrée à l'hôpital, le sein droit était ferme et fixé aux parois thoraciques ; au côté interne du mamelon, la peau était rouge ct on sentait de la fluctuation. Sous l'omoplate droite existait une tuméfaction diffuse, avec tension, sensibilité à la pression, mais sans rougeur ; les vibrations vocales et le murmure vésiculaire étaient fort affaiblis à ce niveau et dans toute la région voisine. A la partie supérieure de ce même poumon droit, on pouvait entendre les râles humides ; la malade toussait depuis un mois environ ; la température était un peu au-dessus de la moyenne, le soir principalement ; il y avait en outre des sueurs nocturnes profuses.

Le 19 juin, une incision est faite sur le point le plus fluctuant du sein, et il sort une grande quantité de pus.

Le 8 juillet, on anesthésie la malade et on explore à fond l'organe. On trouve une cavité remplie de matière en grumeaux, de sang coagulé et un peu de pus ; après grattage de l'abcès, on lave la cavité avec une solution de chlorure de zinc.

Le 22 juillet, on trouve un autre orifice à la partie inférieure du sein ; on l'ouvre sur une sonde cannelée, et on découvre qu'il mène à une petite cavité située à la jonction du sternum et du sixième cartilage costal. La tumeur du dos est ponctionnée avec une seringue de Pravaz; mais on ne retire rien, jusqu'à une époque un peu plus éloignée : alors on retire un peu de matière granuleuse en faisant une nouvelle incision.

A partir de ce moment jusqu'à la mort de la malade, qui arriva en février 1891, les diverses particularités du cas peuvent se résumer ainsi : malgré le traitement (les incisions du sein), celui-ci ne se cicatrisait pas ; l'orifice restait toujours fistuleux, et le tissu cicatriciel prenait une apparence de chéloïde. Quelques petits abcès continuèrent à se former ; et, qu'ils s'ouvrissent spontanément ou qu'on les incisât, il s'en écoulait une très petite quantité de pus épais. C'était évidemment de la tuberculose, car les bacilles étaient nombreux dans les crachats. Une tension considérable à la pression existait au niveau du sternum, ainsi que dans tout le côté droit du thorax, en arrière comme en avant. La malade accusait constamment de la douleur du même côté. A la fin, la voix se perdit, mais on ne découvrit aucune lésion du larynx, à part une congestion des cordes vocales. Le foie débordait les fausses côtes jusqu'à l'ombilic. A part sa faible quantité, le pus évacué ne présentait rien d'anormal à considérer. Quand la malade entra à l'hôpital, on avait soupçonné une tumeur maligne ; puis après, l'extrême sensibilité à la pression sur les parois thoraciques fit penser un instant à une périostite syphilitique rongeant le sternum et les côtes. La douleur et l'hyperesthésie étaient évidemment incompatibles avec le diagnostic de tuberculose pure, et un trait non moins saillant dans ce cas embarrassant fut l'apparition, en septembre, d'un bruit systolique bien frappé, très nettement entendu au-dessus du troisième cartilage costal droit, et depuis lors perçu sur une étendue de deux pouces environ au-dessus et au-dessous, et non suivi de pulsation. Un autre bruit (ou peut-être le même) fut aussi perceptible en un point localisé du dos, à moitié de la distance entre l'angle inférieur de l'omoplate et l'épine de la neuvième vertèbre dorsale.

A l'autopsie, on trouva le poumon droit si complètement adhérent avec les parois, qu'il fallut l'enlever en bloc avec les côtes et la clavicule restées adhérentes. Par devant, plusieurs fistules mettaient en communication la mamelle avec le parenchyme pulmonaire ; l'une d'elles avait perforé une côte. La plèvre était partout épaissie ; à la base, une large bande de tissu jaunâtre, d'aspect inflammatoire, se continuant avec la plèvre, passait à travers le diaphragme jusqu'à la surface inférieure du lobe droit du foie, formant une masse d'un volume considérable sur la section transversale. Cette nouvelle tumeur était divisée en plusieurs petites poches contenant du sang et du pus grumeleux ; une de celles-ci communiquait avec le lobe inférieur du poumon. De pareilles cavités, mais avec d'abondants noyaux tuberculeux, furent trouvées dans le parenchyme pulmonaire. Le poumon gauche était criblé de tubercules miliaires ; les ganglions bronchiques étaient hypertrophiés et

pigmentés. Le foie était volumineux, il était fortement
coloré, de consistance ferme et ne contenait aucun
tubercule ; dans le lobe droit se trouvait une tumeur
ronde, de trois pouces de diamètre, dont la couleur et
la consistance étaient les mêmes que celles de la
tumeur pleurale. Un peu de liquide ascitique fut
constaté. Les autres organes n'offraient rien de particulier. — A l'examen microscopique, outre des tubercules en abondance, M. Cecil Beadles découvrit les
figures caractéristiques de l'actinomycose dans le
parenchyme pulmonaire et dans le tissu jaune de
nouvelle formation.

M. Heuck (*Münch. med. Woch.*, 14 juin 1892) fournit
une preuve complète dans l'histoire d'une jeune fille
de seize ans, devenue anémique neuf mois avant son
entrée ; elle a eu ensuite l'influenza. Depuis lors,
elle se plaint de tousser, et son état général s'est
affaibli. Il y a quatre mois, elle eut une rechute ; et,
depuis lors, elle éprouve de la douleur dans le côté
gauche et dans le dos. — A son entrée, elle est très
anémiée. Il y a des signes d'épanchement pleural à
gauche ; et, quelques jours après, on trouve de la
pleurésie à droite. — Il n'y a pas de bacilles de Koch
dans l'expectoration. — Une ponction exploratrice ramène un peu de liquide trouble. — On fait des injections de tuberculine sans aucun effet.

Au bout de cinq mois, elle quitte l'hôpital, son état
étant toujours le même.

Elle rentre deux mois après ; on lui trouve une tumeur fluctuante du côté gauche, près de la colonne vertébrale, avec une légère scoliose à droite. — On pratique une ponction exploratrice, avec l'idée que ce pourrait être une pleurésie purulente ; mais on ne retire que quelques gouttes de sang.

Plus tard, une vive sensibilité apparut au niveau des vertèbres ; deux mois après, une tuméfaction, distincte de la première et isolée, apparut sur la ligne axillaire gauche. — La ponction donna un liquide sanguinolent, contenant de petites granulations, que le microscope démontra être des rosettes d'*actinomyces*. — L'expectoration contenait les mêmes corpuscules, mais aucun bacille tuberculeux. Quelques-unes des dents postérieures étaient tombées, mais les alvéoles étaient intacts. Du côté gauche, la tuméfaction s'étendait maintenant en avant, depuis la quatrième côte, et, en arrière, jusqu'au milieu de l'omoplate en bas. On entendait le murmure vésiculaire lointain et des râles. Il y avait aussi de la matité à la percussion à la partie inférieure de la base droite. Plus tard, du pus brun rougeâtre et d'une odeur fade sortit de cette tumeur.

La malade mourut environ dix-huit mois après le début de la maladie.

A l'autopsie, on vit d'abord dans la cavité péritonéale et dans la plèvre droite un peu de liquide séro-fibrineux. On trouva ensuite un abcès s'étendant de la quatrième à la huitième côte gauches ; les muscles étaient détruits et plusieurs côtes étaient dénudées. Dans le fond de la cage thoracique, dans une position correspondante, il y avait des masses puriformes et il existait une communication avec l'abcès principal. Ailleurs, le poumon était adhérent à la paroi thoracique. Le lobe inférieur gauche était atélectasié. — Les deux dernières vertèbres dorsales et les deux premières lombaires étaient considérablement rongées, surtout à gauche, et le pus contenait des *actinomyces*. — Dans des coupes des poumons et des parois de l'abcès, on trouva en abondance le champignon rayonné. — Il y en avait aussi dans les dents. — Les ganglions bronchiques, le foie, la rate et les reins en étaient exempts.

La coïncidence de foyers intra-pulmonaires, d'une part, de foyers extra-thoraciques, d'autre part, est donc bien démontrée. Cette coïncidence importe.

M. A. von Winiwarter (*Ann. de la Soc. méd. chir. de Liège*, 1890) s'en est souvenu auprès d'un ouvrier puddleur, âgé de quarante-neuf ans, domicilié à Tilleur. Cet homme raconte qu'il a toujours été bien portant, lorsque, vers la fin de l'année 1888, il fut atteint d'une tuméfaction légère au-dessous de l'angle de l'omoplate droite. Cette tuméfaction ne tarda pas à s'ouvrir spontanément et laissa s'écouler du pus séreux. Plus tard, de nouvelles ouvertures s'établirent à côté de la première. Elles donnèrent toutes passage à du pus ; — puis le malade commença à tousser et maigrit considérablement, sans éprouver ni douleur, ni dyspnée.

Au moment de son admission, le patient présentait une anémie générale et un amaigrissement extraordinaire ; son appétit était mauvais ; mais il n'avait pas de fièvre.

A l'examen, on constata une déformation de là partie postérieure du thorax à droite, en dessous de l'omoplate, déformation due à une tuméfaction diffuse de la colonne vertébrale et des côtes à ce niveau. La peau, au-dessus de cette tumeur, de coloration rouge, violacée ou livide, présentait une douzaine d'orifices très rapprochés les uns des autres, arrondis, comme faits à l'emporte-pièce. Les bords de ces orifices, non décollés, montraient des granulations pâles, comme gélatineuses, et livraient passage à un peu de pus séro-muqueux. Le stylet s'enfonçait dans des tissus mous à une grande profondeur, sans arriver nulle part sur des os dénudés. Toutes les fistules communiquaient les unes avec les autres dans la profondeur.

Correspondant à la tuméfaction de la paroi thoracique en dessous de l'omoplate droite, la percussion donnait un son mat ; à l'auscultation, on constatait un affaiblissement considérable des bruits respiratoires.

Près de l'ombilic, à droite et à quatre travers de doigt endessous du rebord costal, on trouvait par la palpation une tumeur mal délimitée, résistante, indolore, adhérente à la peau ; en la pressant, on faisait sortir de la sérosité purulente par les fistules de la face dorsale et par un orifice étroit, situé au fond de la cicatrice ombilicale.

Au premier abord, M. von Winiwarter émit l'opinion que, selon toute probabilité, on était en présence d'un cas d'actinomycose. — On endormit le malade et l'on fendit plusieurs trajets fistuleux de la partie postérieure du thorax. Toutes ces fistules étaient tapissées de granulations exubérantes, très molles, saignant abondamment; elles étaient entourées d'un tissu lardacé, formant une couche très épaisse. Le stylet s'enfonçait toujours de plus en plus en haut et en dedans, sans s'arrêter sur des côtes dénudées, de sorte que l'on n'arriva pas au fond du foyer. On fit le raclage des cavités, la cautérisation au thermocautère et le tamponnement à la gaze iodoformée.

Malgré les recherches minutieuses, macroscopiques et microscopiques, on ne parvint pas à constater, dans les produits du raclage, la présence des grains jaunes pathognomoniques, formés par les végétations de l'*actinomyces*; on ne fut pas plus heureux les jours suivants, pendant lesquels le pus sécrété par les plaies fut souvent examiné au microscope. — L'exactitude du diagnostic « actinomycose » n'était donc pas encore démontrée. — Ce n'est que le 2 mars, en ouvrant un nouveau foyer de ramollissement, formé dans le voisinage de l'ombilic, que l'on reconnaît, à l'œil nu, dans le pus s'écoulant de la cavité, un grand nombre de grains jaunes, qui ressemblent beaucoup à des fragments d'iodoforme. L'examen microscopique lève tous les doutes : ce sont bien des masses d'*actinomyces*, c'est-à-dire des corpuscules arrondis, jaune-citron, à striation radiaire, corpuscules composés de filaments ramifiés, terminés souvent à la périphérie par un renflement ovoïde.

Plus tard, l'état général du malade s'est sensiblement amélioré sous l'influence d'une nourriture fortifiante et de l'usage interne de l'arsenic. L'état local est peu modifié ; il existe évidemment une infiltration actinomycosique des muscles de la face postérieure du thorax et des parois abdominales, infiltration qui se continue, d'un côté, dans le tissu sous-pleural, peut-être dans le poumon droit, et, de l'autre côté, dans la cavité péritonéale, dans la région hypogastrique droite, jusqu'à la ligne médiane. Le traitement local ne peut être que palliatif, étant donnée l'étendue considérable de l'infiltration.

La terminaison fatale de l'affection n'est malheureusement pas douteuse, bien que l'auteur ne l'ait pas fait connaître. Il a encore rendu service en signalant les tergiversations qui ont précédé la preuve histologique du diagnostic.

On a pu le remarquer dans le fait du puddleur de Liège, les foyers extra-thoraciques étaient assez importants pour conduire le malade dans un service de chirurgie. Les foyers intra-pulmonaires sont à peine signalés. C'est le contraire dans une observation de M. E. Hodenpyl (*Med. record*, 13 décembre 1890, p. 653). Une femme de dix-huit ans, née à Sweden, entrée à Rosevelt-Hospital, ne se porte pas bien depuis plus de six mois. Trois semaines avant son entrée, elle a souffert d'un point de côté à gauche. Elle a de la dyspnée, une toux violente, une expectoration abondante et fétide, des sueurs nocturnes. A son entrée, la malade est pâle et amaigrie; pouls, 104; respiration, 32; température, 39°.

Du côté droit, depuis l'épine de l'omoplate jusqu'à un pouce au-dessus de l'angle, on trouve de la matité; et, au-dessous, de la sonorité. Au-dessus de cette zone, de la bronchophonie, du souffle et de la pectoriloquie; au-dessous, la respiration est diminuée d'intensité et la voix est lointaine. Les vibrations vocales sont moins marquées qu'à gauche. Du côté gauche, la respiration est exagérée, avec quelques râles sous-crépitants.

La matité du côté droit s'étendit graduellement jusqu'au sommet, jusqu'à ce que le poumon fût complètement hépatisé. La malade se plaignait d'une douleur continue de ce côté, qui était aussi sensible à la pression. La toux continuait, accompagnée d'une expectoration fétide, qu'on n'examina pas au microscope. La fièvre était continue, mais irrégulière, et elle était accompagnée de crises de sueurs.

Une zone de rougeur, tuméfiée, apparut; et on perçut de la fluctuation du côté droit, juste au-dessous du rebord costal ; on l'incisa et on retira environ un demi-litre de pus. La malade vit son état s'empirer peu à peu ; et, finalement, elle mourut épuisée, environ cinq mois après le début de la maladie.

A l'autopsie, le poumon gauche était épais et œdémateux. Il y avait un peu d'hépatisation disséminée à la partie supérieure des deux lobes. Le poumon droit adhérait absolument à la paroi. Les bronches contenaient du pus. Le poumon était complètement hépatisé selon le type de la broncho-pneumonie généralisée. Le poumon est d'une consistance ferme, sans nulle trace de gangrène. On trouve une petite collection purulente au niveau du lobe inférieur, juste au-dessus du diaphragme et communiquant avec l'abcès du dos. Il y a une cavité purulente derrière le poumon, entre la plèvre pulmonaire et la plèvre costale, s'étendant le long de la colonne vertébrale ; derrière, les côtes et vertèbres sont érodées. Le poumon émet une odeur particulièrement fétide, comme celle qu'on avait notée auparavant dans l'expectoration. Les autres organes ne présentaient pas de lésions remarquables.

D'après cette odeur et en l'absence de gangrène, on pensa que c'était de l'actinomycose.

Les grosses bronches étaient atteintes de bronchite intense. Dans les bronches moyennes, outre l'inflammation, il y avait dilatation marquée de plusieurs d'entre elles. Dans d'autres, il s'y ajoutait, dans la lumière du tuyau bronchique, du tissu connectif organisé contenant des vaisseaux sanguins. Les parois des bronches étaient infiltrées de pus et les alvéoles environnants étaient hépatisés ou étaient le siège de pneumonie interstitielle. Les plus petites bronches étaient généralement converties en petits abcès; — et partout, au milieu de ces foyers purulents, on trouva des *actinomyces*, ordinairement entourés d'une zone de cellules nécrosées. — Tandis que les uns se voyaient difficilement et présentaient des caractères finement granuleux quelques-uns étaient calcifiés; d'autres présentaient très bien une structure rayonnée et, par la méthode de Gram, on voyait les massues caractéristiques du champignon.

Le même M. E. Hodenpyl (*Ibid.*) a observé une fillette de treize ans, qui contracta une broncho-pneumonie, dont elle ne se guérit pas entièrement, et continua à tousser pendant trois mois. Une tuméfaction douloureuse apparut au niveau de l'omoplate droite, six semaines avant son entrée à Rosevelt-Hospital ; cette tuméfaction mesurait 6 pouces sur 4. On l'incisa et il en sortit une grande quantité de pus et de tissu sphacélé. La toux, accompagnée d'une abondante expectoration, augmenta de jour en jour. Un peu avant sa mort apparut un abcès dans l'aisselle droite, qui s'ouvrit. La mort survint deux mois après le début de la maladie.

Au poumon gauche, quelques adhérences et quelques tractus fibrineux récents dans la plèvre furent trouvés en même temps qu'une broncho-pneumonie du lobe inférieur.

Le poumon droit adhérait complètement à la paroi, sauf en un point limité du lobe inférieur. La plèvre viscérale au niveau du lobe supérieur était très épaissie. Les bronches étaient congestionnées et leurs parois épaissies. Quelques zones de pneumonie péri-bronchique sont disséminées. Le lobe supérieur est petit et une bande de tissu fibreux le pénètre, venant de la plèvre. Les ganglions bronchiques étaient hyper-trophiés. Les première, deuxième et troisième côtes étaient érodées.

Les autres organes ne présentaient pas de lésions importantes.

L'examen histologique montra sensiblement les mêmes lésions que dans le cas précédent, sauf qu'elles étaient moins avancées. — Les bronches contenaient une grande quantité d'*actinomyces*.

M. le Dr Netter a présenté, à la Société médicale des hôpitaux de Paris, le 3 novembre 1893, la relation de trois cas d'actinomycose thoracique ; il a surtout présenté une malade guérie de l'actinomycose par l'emploi de l'iodure de potassium. Ce fait très intéressant et rigoureusement observé mérite d'être rapporté avec détails.

Une femme de trente ans, petite, chétive, originaire de la Haute-Savoie, a fait un premier séjour à Paris de

quinze à vingt-quatre ans; elle y est revenue, il y quatre ans, après être restée au pays pendant deux ans.
Elle a accouché, il y a deux ans et demi, d'un enfant de
huit mois, mort ; elle a eu une péritonite assez grave
et, dans le cours de sa convalescence, une *phlegmatia
alba dolens* qui a nécessité un séjour de six semaines
à l'hôpital Saint-Antoine. Elle en a été complètement
rétablie, et c'est au cours d'une santé parfaite qu'elle
a commencé, au début de juin 1893, à ressentir des
douleurs, d'abord assez fugaces, dans le côté gauche
de la poitrine. Peu à peu, ces douleurs sont devenues
plus vives et plus fixes; elles ont pris le caractère d'un
point de côté. La respiration est devenue plus fréquente, plus difficile. Il y a eu de la toux, et la
malade s'est décidée à entrer à l'hôpital.

Le 28 août, M. Netter constate en arrière et à
gauche, dans la moitié inférieure, les signes d'un
épanchement pleural. Une ponction à la seringue de
Pravaz confirme le diagnostic et ramène un liquide
transparent séro-fibrineux. L'épanchement étant peu
abondant, sans fièvre, on administre simplement à la
malade 3 grammes de salicylate de soude.

Le 8 septembre cependant, la malade présente une
altération évidente de la santé. Elle a maigri; son teint,
normalement pâle, s'est encore décoloré. Elle présente
une légère bouffissure des paupières, et le côté gauche
de la poitrine est un peu œdémateux en arrière du sein.
L'examen des sommets ne révèle rien d'important.

La malade tousse peu, elle ne crache pas. Il n'y a pas d'albumine dans les urines. La température est normale. Une nouvelle ponction faite avec la seringue de Pravaz démontre que le liquide est aussi transparent que le premier jour.

L'œdème thoracique cependant persiste ; il occupe la région latérale dans une étendue supérieure à la paume de la main ; il est dur. A la haute extrémité latérale de la douzième côte, l'œdème paraît plus dur et il semble qu'une induration profonde fasse corps avec la côte. Les jours suivants, cette impression s'accentue et l'on sent « comme une nodosité profonde » ayant la dimension d'une noisette. Cette nodosité devient peu à peu rénitente.

Le 13 septembre, on croit constater une vague fluctuation. Une incision faite en ce point doit être prolongée à une profondeur de 2 centimètres. Le long du bistouri, on voit venir de chaque côté une quantité insignifiante de pus sans caractère particulier. Au fond de l'incision, la surface de la côte ne paraît pas dénudée.

Le 22 septembre, là malade s'est encore affaiblie ; l'épanchement est stationnaire. La plaie produite par l'incision ne s'est pas refermée et ses deux lèvres présentent des bourgeons peu vascularisés, de *teinte grisâtre*. Entre ces fongosités, dont la saillie ne dépasse pas 3 millimètres, se trouve un *orifice fistuleux* d'où s'écoule une quantité insignifiante de liquide.

Autour de l'orifice fistuleux, l'œdème persiste ; — mais il y a deux zones dans la région œdémateuse. A la périphérie, l'œdème est mou, blanchâtre, rappelant l'œdème normal. Au voisinage immédiat de l'orifice, c'est un œdème dur, donnant à la main l'impression de bois. Cette région ne se laisse nullement plisser ; elle donne l'idée d'une infiltration uniforme, siégeant à une profondeur considérable. Cet œdème dur occupe une aire de 7 centimètres de côté.

Dès ce moment, M. Netter émit l'idée qu'il s'agit sans doute d'une « actinomycose thoracique » et que l'examen attentif du liquide qui s'écoule de la fistule permettra probablement d'affirmer le diagnostic.

Le 26 septembre, on trouve dans la goutte de pus liquide qui sort de la fistule deux petits corps de la dimension d'une pointe d'aiguille, de couleur jaune pâle. Examinés au microscope, ces corpuscules sont bien des grains d'actinomycose. Au niveau de l'œdème dur, la peau et le tissu cellulaire sous-cutané étaient infiltrés du champignon ; et jamais l'examen microscopique n'a fait voir, à côté de l'*actinomyces*, d'autres espèces microbiennes.

« Mais, écrit M. Netter, je n'admets pas seulement la présence du parasite au niveau de la paroi thoracique, je pense que le champignon existe encore dans la profondeur ; que la maladie tout entière est sous sa dépendance ; que nous sommes en présence d'une actinomycose thoracique, c'est-à-dire qu'il existe dans la poitrine, probablement en avant de la colonne vertébrale, une infiltration étendue du tissu cellulaire par le parasite, infiltration qui va jusqu'au contact de la plèvre pariétale, qui a fusé latéralement et a fini par poindre au niveau de la douzième côte. »

Cette hypothèse explique la marche lente de l'affection, le développement d'une pleurésie séro-fibrineuse, indice de l'irritation de la plèvre, l'apparition tardive de l'œdème.

Le point de départ de l'actinomycose thoracique chez cette malade paraissait devoir être cherché dans le médiastin plutôt que dans le poumon.

La malade ne crachait guère; et jamais, dans les rares produits expectorés, on ne trouva de grains d'*actinomyces*, premier argument contraire à la pénétration du champignon par le poumon. Si la maladie avait débuté par le poumon, le champignon, pour arriver à la paroi, aurait dû vraisemblablement envahir d'abord la plèvre; et, dans ce cas, l'épanchement aurait été vraisemblablement purulent. Or, il était et est demeuré séreux.

M. Peyrot, qui vit la malade avec M. Netter, constata que l'œdème thoracique avait bien la « consistance spéciale » que l'on décrit dans l'actinomycose. Il conclut que ce cas ne semblait pas du tout justiciable d'une intervention chirurgicale. « L'étude des observations publiées m'avait amené à une pareille conclusion, écrit M. Netter, les cas analogues se terminant par la mort, en dépit des interventions les plus radicales. » Schlange, dans une communication récente, a publié une observation où l'actinomycose n'a cessé de progresser, malgré des interventions répétées qui sont allées jusqu'à la résection des articulations de la hanche de chaque côté.

C'est alors que M. Netter songea au traitement par l'iodure de potassium; et il administra, le 5 octobre, 3 grammes d'iodure de potassium. Le lendemain, la dose fut élevée à 6 grammes. Ce traitement fut continué environ quatre semaines (27 jours), pendant lesquelles la malade absorba 61 grammes d'iodure, la dose journalière variant de 1 à 6 grammes.

L'effet de ce traitement fut presque instantané et véritablement merveilleux.

Dès le lendemain, la malade accusait une amélioration; son teint s'animait un peu; l'appétit reprenait; localement, l'induration semblait un peu moins résistante. L'écoulement par la fistule devint plus abondant et il fut possible, le 10, de faire sourdre 4 centimètres cubes d'un pus extrêmement riche en grains. Cette quantité fut du reste exceptionnelle. Pendant une quinzaine de jours, il y eut un écoulement appréciable, le pus ramenant chaque fois un nombre variable de grains, les uns jaune pâle, les autres légèrement verdâtres. En même temps que l'induration diminuait d'étendue et de profondeur, les bourgeons s'affaissaient et se desséchaient.

Depuis le 26 octobre, la sécrétion a à peu près disparu. Il n'y a plus trace de l'infiltration, et l'orifice est complètement cicatrisé depuis le 28. Il reste une petite cicatrice violacée, qui peut-être ne laissera aucune trace. L'infiltration s'est en partie évacuée ; elle s'est surtout résorbée.

Mais les modifications ne se sont pas bornées à la partie extra-thoracique. Elles ont également porté sur la partie intra-thoracique. Les signes de l'épanchement ont d'abord persisté. A partir du 26 octobre, ils ont manifestement diminué. Le 3 novembre, l'épanchement paraît avoir complètement disparu. La percussion donne encore de la diminution de la sonorité, mais elle montre que le poumon s'est notablement déplacé. Le souffle a disparu ; le murmure vésiculaire s'entend partout, affaibli il est vrai. Il y a quelques frottements. La partie intra-thoracique de la lésion semble en aussi bonne voie que la partie extra-thoracique, qui, elle, a disparu. On peut dire la malade guérie, ou tout au moins sur le point de l'être, et cela au prix d'un traitement ioduré de moins de quatre semaines, pendant lesquelles la malade a pris 61 grammes, traitement qui n'a eu d'autre inconvénient qu'un degré très supportable de coryza et d'hypersécrétion bronchique. Les fonctions digestives n'ont pas été altérées.

Il importe d'insister sur le remarquable succès obtenu par M. Netter, dans ce fait d'actinomycose thoracique, grâce à l'emploi de l'iodure de potassium; nous y reviendrons d'ailleurs à propos du *traitement* de l'actinomycose en général.

Avant cette observation, M. Netter avait déjà rencontré deux cas d'actinomycose, qui, comme le précédent, avaient pour siège la cavité thoracique.

Le premier fait a trait à un malade atteint de pleurésie purulente et soigné par M. le professeur Debove. L'examen du pus révéla la présence de l'*actinomyces* associé au streptocoque. — Le malade a succombé malgré l'empyème.

Pour le second malade traité dans le service de M. Netter, le diagnostic ne fut fait qu'à l'autopsie. Il s'agit d'un garçon de salle, originaire de Haïti, mais de race blanche, entré le 22 juillet 1891. Cet homme, âgé de ciquante-cinq ans, présente les signes classiques d'une pleurésie gauche assez abondante, avec déplacement de la pointe du cœur. Le lendemain, une ponction amena 1,600 grammes de liquide séro-fibrineux. Il y eut un soulagement notable; mais le liquide se reproduisit; et le malade, déjà fort pâle, prit une apparence de plus en plus cachectique, se plaignant de douleurs très vives dans le côté gauche et dans le dos. Depuis six mois, il avait d'ailleurs de la dysphagie. On songea à une affection cancéreuse et on fit l'exploration de l'œsophage, sans trouver de rétrécissement. Il pouvait s'agir d'un cancer occupant le poumon ou la colonne vertébrale, mais l'épanchement était séreux et l'était demeuré à une ponction ultérieure; par ailleurs, la percussion des apophyses épineuses ne déterminait pas de douleur. Il n'existait non plus aucun signe d'anévrysme de l'aorte descendante (diagnostic qui, cependant, fut celui auquel on crut devoir se rallier).

Le malade fut ponctionné une seconde fois et mourut le 26 septembre 1891.

A l'autopsie (28), on trouva un épanchement séreux dans la plèvre gauche. Le poumon était comprimé et accolé à la colonne vertébrale. Il ne renfermait pas de tubercules. En essayant de le détacher, on constata que le tissu cellulaire prévertébral était très épaissi et qu'il était soulevé par l'interposition entre lui et les vertèbres d'un magma purulent ayant la consistance du mastic, magma qui fusait latéralement au niveau des articulations des côtes. Les corps des vertèbres dorsales de la 4ᵉ et la 10ᵉ étaient à nu. Les 4ᵉ, 5ᵉ, 6ᵉ et 7ᵉ étaient particulièrement altérées; leur surface érodée, éburnée, semblait comme rongée; et l'altération se continuait sur les apophyses transverses et l'origine des côtes. Les disques intervertébraux avaient complètement disparu de la 4ᵉ à la 6ᵉ vertèbre dorsale. En ouvrant l'œsophage, on trouva sur le bord gauche, à la hauteur de la 4ᵉ dorsale, une dépression que continue un trajet fistuleux qui conduit dans la cavité prévertébrale. Le reste de l'œsophage est normal.

L'examen du mastic prévertébral n'a pas démontré de grains caractéristiques ; mais l'examen microscopique a fait reconnaître, en dehors des bactéries diverses qui existent dans la cavité buccale, des filaments ayant la disposition du mycélium de l'actinomycose. De nombreuses préparations ont prouvé qu'il n'existait pas trace du bacille tuberculeux.

On peut considérer ce cas comme un type curieux d'actinomycose prévertébrale ; et ces altérations des vertèbres, qui à première vue font songer au mal de Pott, sont absolument identiques aux dessins de pièces analogues recueillies par Ponfick et Borstrom.

La lésion de l'œsophage indique évidemment le mode d'envahissement du parasite.

Il n'est pas besoin d'insister sur la similitude si remarquable de l'histoire clinique de ce dernier cas avec celle de la malade dont l'observation est rapportée page 115 ; la similitude est telle que les deux observations paraissent calquées l'une sur l'autre, bien que la terminaison ait été si différente. Aussi, M. Netter conclut-il que les désordres anatomiques ont dû présenter la même analogie chez la malade guérie.

Il est donc très important de bien connaître les formes si diverses de l'actinomycose thoracique ; il faut savoir en poursuivre avec ténacité la démonstration diagnostique, qui se cache ou se masque de tant de façons diverses. Le succès du traitement est la meilleure récompense de la perspicacité d'un diagnostic difficile.

§ IV. — *Actinomycose abdominale.*

On a vu plus haut que l'actinomycose abdominale, par le même processus d'envahissement progressif, peut succéder à l'actinomycose buccale et à l'actinomycose thoracique.

Mais la forme abdominale peut être également *primitive* ; et, dans ces cas, il est très vraisemblable d'admettre que le champignon a pénétré *directement dans l'intestin* et s'est fixé sur la muqueuse ; — dans d'autres cas, on a observé l'actinomycose d'emblée dans le péritoine, — ou dans la paroi abdominale, d'où elle a envahi ensuite les autres viscères abdominaux, — sans qu'on ait pu élucider d'une façon satisfaisante quelle a été la porte d'entrée du parasite dans ces cas demeurés obscurs.

Lorsqu'on examine les pièces anatomiques, on trouve parfois des lésions superficielles, comme l'a vu Chiari ; ces lésions consistent, dans l'intestin, en des *plaques* arrondies ou allongées, d'un centimètre de diamètre, de 4 à 5 millimètres d'épaisseur, constituées en grande partie par des colonies d'*actinomyces*, dont les filaments pénètrent et remplissent les glandes de Lieberkühn. D'autres fois, la lésion est plus profonde; ce sont des foyers du volume d'une lentille ou d'un pois, qui s'ouvrent à la surface de la muqueuse, en y déterminant des *ulcérations* à bords parsemés de granulations caractéristiques, et dont la base n'est autre que la couche musculeuse de l'intestin, dénudée par l'érosion.

Bien souvent, les altérations pathologiques ne se bornent pas à ces premières lésions : le parasite traverse l'intestin, après avoir déterminé des *adhérences* intimes des anses intestinales entre elles et avec les autres viscères abdominaux ; puis il perfore la vessie (cas de Crœmer et de Zemann), pour venir *se mêler à l'urine*, où on trouve parfois les *sphérules pathognomoniques*; d'autres fois, il attaque la peau, la creuse de trajets fistuleux multiples.

L'actinomycose abdominable revêt parfois la *forme phlegmoneuse*; la formation du pus s'annonce par des frissons répétés, une fièvre plus ou moins intense; et l'abcès vient s'ouvrir au niveau du ligament de Poupart, ou autour de l'ombilic, ou encore il se fraye une issue par le rectum. Ce pus est toujours fétide et mélangé de matières stercorales.

A ces formes diverses correspond une symptomatologie essentiellement variable. — Les lésions, qui se bornent à la muqueuse intestinale, s'accompagnent d'une *diarrhée* souvent abondante, à laquelle le malade finit par succomber; d'autres fois (Chiari), l'affection peut être absolument latente et ne se manifester par *aucun signe* à l'extérieur. — Si, au contraire, le parasite a traversé rapidement la paroi intestinale, et n'a endommagé que peu la muqueuse, l'affection peut évoluer en une sorte de silence, sans déterminer autre chose que des douleurs vagues, qu'on ne sait à quoi attribuer.

En présence de symptômes souvent disparates, les médecins les plus éclairés ont pu se fourvoyer et proposer les diagnostics les plus contradictoires ; le plus souvent, c'est la *fièvre typhoïde* qu'on a cru reconnaître dans une de ses formes étranges ; d'autres fois, les abcès, collections et fusées purulentes ont été attribués à une *psoïtis*, à des abcès ossifluents d'origine vertébrale, à des abcès par congestion du bassin, à la péritonite partielle suppurée, à la périmétrite et probablement à d'autres maladies plus ou moins comparables. — Il est impossible de tenter, actuellement du moins, une description rationnelle de la symptomatologie d'un processus aussi désespérément protéiforme. Tout ce qu'on peut en dire se borne à caractériser la symptomatologie par ces trois stigmates : ténacité de l'évolution, bizarrerie de forme et toujours la présence des champignons radiés.

En même temps que ces désordres, et tardivement, il n'est pas rare de voir survenir chez les malades les symptômes de la dégénérescence amyloïde des viscères abdominaux, complication qui vient souvent hâter le dénouement fatal.

Des faits rigoureusement observés sont indispensables pour faire apprécier ces difficultés de la symptomatologie d'une maladie encore tout à l'étude.

M. le Dr Feurer, de Saint-Gall (*Revue médicale de la Suisse romande*, 1891), a vu un homme de vingt-neuf ans, tombé malade pour la première fois en juillet 1889. Il se plaint, à cette époque, de douleurs avec tuméfaction dans la région iléo-cœcale ; il est guéri au bout de quatre semaines de repos au lit.

En janvier 1890, il est atteint d'influenza, qui le rend incapable de travailler pendant trois semaines.

En mars, survient une nouvelle rechute de pérityphlite, accompagnée de vomissements, de météorisme et de fièvre ; ces symptômes disparurent pendant quelque temps ; mais, dès le mois suivant, à la suite d'une rechute « d'influenza », le malade fut incapable de reprendre son travail ; il se forma de nouveau une tumeur dans la région iléo-cœcale, tumeur qui diminua à la suite d'évacuations répétées de pus dans les selles pendant le mois de juin ; à la suite de bains, l'état du malade s'aggrava ; il eut de fréquentes nausées, et un nouveau gonflement apparut dans la région inguinale droite. Ce gonflement augmenta dans le courant du mois d'août ; et, afin de diminuer les douleurs, le malade fut obligé de tenir la jambe fléchie sur le bassin pendant la marche ou dans le décubitus dorsal. — Les parents du patient sont en bonne santé, et lui-même n'a pas été sérieusement malade avant l'affection actuelle. — Il n'a eu que rarement l'occasion de s'occuper du bétail et des moissons. Il reconnaît cependant avoir souvent mangé de la soupe au gruau.

Le 19 septembre 1890, c'est un individu maigre, très anémique; il a une fièvre modérée le soir; les organes thoraciques sont sains, la langue un peu rouge, l'appétit mauvais. Il n'y a pas d'albuminurie, mais de la constipation. Il y a quatorze jours, on a constaté une évacuation de pus avec les selles. — La jambe droite est fléchie sur le bassin; l'abdomen n'est pas ballonné; il est insensible. Au-dessus du ligament de Poupart, à droite, on tombe sur une tuméfaction dure, mate à la percussion, fluctuante dans la profondeur et qui, passant sous le ligament de Poupart, donne également la sensation de fluctuation dans le triangle inguinal. Le chirurgien conclut : abcès de la fosse iliaque droite (à la suite de typhlite ou reconnaissant une origine osseuse). Le même jour est faite une incision parallèle et au-dessus du ligament de Poupart. Sous le fascia superficiel, on tombe sur un tissu dur, très riche en vaisseaux sanguins, ce qui gêne passablement l'opérateur. Au-dessus de la moitié interne du ligament de Poupart, on ouvre une poche soudée à la paroi abdominale et contenant un pus épais, sanguinolent. Le doigt, introduit dans cette poche, pénètre jusque dans le petit bassin et peut passer sous le ligament de Poupart; les limites ne sont pas très nettes en haut et de côté; comme on ne rencontre nulle part l'os mis à nu, on suppose qu'il s'agit probablement d'un abcès pérityphlitique. Après évacuation de tout le pus et lavage de la cavité, on place un gros drain dans la plaie; le pansement est fait à la gaze au sublimé, etc.

Les jours suivants, la plaie ne donne que peu de pus et la cavité de l'abcès se rétracte graduellement, de sorte que la jambe peut bientôt se trouver étendue.

Le 24 *octobre*, l'état général du malade devient meilleur; les selles sont spontanées tous les un ou deux jours, tandis qu'auparavant il fallait recourir aux purgatifs; la plaie cutanée est presque fermée, sauf à son extrémité supérieure, où l'on peut pénétrer à 2 ou 3 centimètres de profondeur; par la pression de la région au-dessus de cette ouverture, on peut en faire sortir quelques gouttes de pus.

Le 1ᵉʳ *novembre*, dans la région fessière droite, tout près de l'anus, il s'est formé une tuméfaction rouge, prête à crever, avec infiltration des parties avoisinantes. L'incision ne met au jour qu'une minime quantité de pus; la plaie de la région iléo-cœcale donne toujours quelques gouttes de sécrétion purulente par la pression.

Le 11 *novembre*, en faisant, comme d'habitude, sortir quelques gouttes de pus de la plaie de la région iléo-cœcale, on y remarque pour la première fois, en regardant attentivement, des petits grains jaunes ou brun jaunâtre, de grosseur variable, mais ne dépassant pas celle d'un grain de millet. Ces grains, examinés au microscope, font reconnaître la nature actinomycétique de l'affection (prof. Langhans, de Berne). Un examen attentif du malade ne permet pas de découvrir une autre localisation du parasite. Quelques dents sont cariées; mais les maxillaires sont normaux, ainsi que les gencives, les amygdales, les poumons, le cœur, etc.

Le sang ne contient que 55 0/0 d'hémoglobine.

Dans les selles, on ne trouve pas de grains d'actinomycose bien nets; le microscope n'en découvre pas non plus.

Le petit abcès à droite de l'ouverture anale ne sécrète que peu de pus; mais on peut y découvrir également les figures caractéristiques de l'actinomycose, qui se retrouvent aussi dans chaque pansement.

Le 1er *décembre*, l'urine contient un peu d'albumine; pourtant le malade ne souffre pas; et, sur son désir, il quitte l'hôpital le 4 décembre 1890, et meurt en avril 1891, à son domicile.

L'autopsie démontre une agglutination considérable des intestins et une cachexie prononcée.

L'obscurité des symptômes et l'issue malheureuse de l'actinomycose abdominale ont été également observées par M. Van der Straeten (*Bull. de l'Acad. de méd. de Belgique*, 1891, p. 549). — B..., vingt-deux ans, sous-officier au régiment des carabiniers, entré à l'hôpital le

19 janvier 1890, est d'un tempérament lymphatique, d'une bonne constitution. Comme antécédents, il nous apprend qu'il a été soigné, du 29 juin au 24 juillet, pour une affection dont il ne peut préciser la nature. Il éprouvait de la douleur dans le côté droit, avec fièvre peu intense, perte d'appétit, sans diarrhée. Il se rappelle que le médecin a prononcé les noms de fièvre muqueuse et de typhlite (?). La convalescence a été longue, et même, bien qu'ayant pu reprendre son service, B... ne s'est plus porté aussi bien qu'auparavant. Depuis le mois de décembre surtout, il éprouve du malaise ; les exercices le fatiguent plus rapidement qu'autrefois ; ils ressent une *douleur sourde dans le côté droit*, au niveau et au-dessous des dernières côtes ; cette douleur est continue, mais elle s'exaspère par la marche. Dans ces derniers temps, il a souffert de *constipation* et a recouru fréquemment à l'emploi de purgatifs. Ces troubles allant toujours en augmentant, il se décida à entrer à l'hôpital. Pendant les premiers jours, on n'observe pas d'autres symptômes que ceux que nous venons d'énumérer. On combat la constipation par des laxatifs et des lavements ; contre la douleur de la région latérale du tronc, on fait des injections de morphine et on applique des révulsifs légers.

Bientôt, l'*état général* s'altère ; la température, à partir du 1ᵉʳ février, s'élève en moyenne à 39° le soir et à 38° le matin. En même temps, l'appétit diminue et le malade maigrit. A cette époque également, l'urine est, pendant quelques jours, très foncée, avec un dépôt assez abondant, dans lequel on trouve un peu de sang ; elle ne contient pas trace d'albumine.

Vers le 10 février, on constate à la partie inférieure du thorax, à droite, de la matité remontant jusque près de la pointe de l'omoplate ; le foie dépasse un peu le rebord costal ; il y a de la dyspnée, peu ou pas de toux, absence de murmure vésiculaire et de vibrations vocales, tous signes d'un épanchement pleurétique. Quant à la douleur, bien qu'elle siège un peu bas, n'en trouvant pas d'autre explication, on l'attribue également à la pleurésie.

Peu à peu, la *partie inférieure du thorax se bombe* surtout à un endroit assez limité au niveau des huitième et neuvième côtes, un peu en arrière de la ligne axillaire postérieure ; et cette partie devient douloureuse à la pression.

Le 7 mars, on pratique une *ponction* avec l'appareil de Potain, à l'endroit le plus saillant et le plus douloureux, dans le neuvième espace intercostal, et on retire environ 250 grammes de *pus* très épais, très fétide, d'une coloration brunâtre. Ce pus, nous ayant été confié pour examen microscopique, nous constatons immédiatement sur les parois du flacon une grande quantité de *grains d'un jaune très foncé*, de la grosseur moyenne d'une tête d'épingle. *Nous songeons aussitôt à l'actinomycose, et l'examen microscopique confirma cette prévision.*

La matité, l'absence de murmure vésiculaire et de frémissement vibratoire persistant toujours, on pratique, le surlendemain, une deuxième ponction dans le huitième espace intercostal. Celle-ci ramène, au lieu de pus, de la sérosité.

La tuméfaction de la partie latérale du thorax continue à augmenter ; bientôt on y perçoit une *fluctuation* sourde ; et de plus, par la pression, la tumeur semble se réduire.

Le 12 mars, le malade accuse une douleur vive à l'endroit de la première ponction ; par cet orifice, on voit s'écouler un peu de *pus épais, brunâtre* ; une incision donne issue à une cinquantaine de grammes de pus brunâtre, granuleux, très fétide, contenant des granulations actinomycosiques d'une coloration jaune brunâtre.

Les jours suivants, il s'écoule une assez grande quantité de pus fétide.

Le 20 mars, on constate que l'écoulement a diminué et que le fond de la plaie est saillant et fluctuant. Une incision pratiquée à cet endroit donne issue à une grande quantité de pus épais, brunâtre, contenant toujours des granulations d'*actinomyces*.

Le doigt pénètre entre deux côtes et peut accrocher leur face postérieure ; il tombe sur un tissu de consistance charnue. Pendant tout ce temps, la fièvre persiste, 39° en moyenne le soir et 38° le matin.

Au commencement du mois d'avril, il se produit

deux petits abcès, l'un à la région lombaire, l'autre à la fesse gauche ; il s'en écoule un pus très épais, sans *actinomyces*, et la guérison se fait rapidement. — On voit apparaître en même temps sur les bras et les mains une éruption constituée par des taches analogues à celles du purpura et par quelques petites macules. Cette éruption disparaît au bout d'une semaine environ. L'état général reste toujours mauvais, l'amaigrissement considérable, l'appétit faible, avec légère constipation. Du côté des voies respiratoires, on observe de la dyspnée, une toux peu fréquente, une expectoration muqueuse peu abondante, de la matité moindre du côté droit, du murmure vésiculaire affaibli et du frottement pleural. A partir du 15 avril, l'état du malade s'améliore sensiblement ; les douleurs ont à peu près disparu ; la fièvre s'abaisse pour tomber vers la fin du mois ; la sécrétion diminue beaucoup et le pansement peut rester cinq à six jours en place ; la plaie se rétrécit, laissant une fistule avec de gros bourgeons grisâtres. Le sujet a bon appétit ; il mène la vie commune, se promène toute la journée.

Pendant les mois de mai, juin et juillet, l'état reste stationnaire.

Vers la fin du mois de juillet, la peau de la région avoisinant la fistule s'indure, s'épaissit sous forme de plaque, de cuirasse et prend une teinte rouge violacé. La sécrétion devient plus abondante. L'état général redevient mauvais ; il se produit de l'anémie, de l'amaigrissement, de la dyspnée ; l'appétit diminue. — En même temps, l'abdomen prend un développement assez considérable et l'on constate un peu d'ascite. — Il se produit de l'œdème des pieds, qui d'abord disparaît le matin, puis bientôt devient permanent. La face présente une bouffissure généralisée. Les urines sont normales.

A la fin du mois d'août et dans les premiers jours de septembre, sans douleurs, sans phénomènes locaux spéciaux, il se produit en quelques jours *trois ouvertures* étroites, arrondies, dans le voisinage de la première fistule. Elles donnent issue à du pus renfermant des grains d'*actinomyces* d'une coloration blanchâtre, jaunâtre. L'exploration est difficile, à cause de la douleur qu'elle provoque ; nous constatons cependant que ces fistules communiquent entre elles sous la peau décollée.

Vers le 15 septembre, l'aggravation prend une marche très rapide. Le malade devient somnolent ; des accès de dyspnée très intense se produisent chaque jour dans la soirée ; il survient de la diarrhée. Enfin, le patient succombe le 27 septembre.

L'*autopsie* est pratiquée quarante-huit heures après la mort. Le cadavre (lavé avec une solution de sublimé corrosif à 1/1000 et enveloppé dans des linges imprégnés de la même solution) est bien conservé ; il est très amaigri ; il y a de l'œdème des membres inférieurs remontant jusqu'au-dessus des malléoles. La bouche, les mâchoires, les dents et le pharynx ne présentent rien d'anormal.

Sur la paroi thoracique postérieure et latérale, on trouve trois petites fistules ; leur trajet est sous-cutané. L'ouverture fistuleuse formée la première est située dans le neuvième espace intercostal et est recouverte d'un épais bourgeon grisâtre. Un stylet est introduit dans l'ouverture, mais on ne parvient pas à retrouver le trajet. On ne réussit pas davantage avec une fine baleine flexible.

Le *poumon gauche* présente des adhérences pleurales légères, se déchirant sous une faible pression ; il est normal. Le *poumon droit* est plus adhérent sur toute sa surface. A la partie inférieure, les adhérences à la plèvre costale et à la plèvre diaphragmatique sont surtout intimes. Cependant on parvient à détacher le poumon. A sa surface, on constate des soulèvements nombreux de la plèvre viscérale, *remplis* de sérosité claire et rappelant les soulèvements de l'épiderme produits par un vésicatoire ou une brûlure. La cavité pleurale ne contient ni pus, ni sérosité. Le poumon ne présente pas de lésion. — Le cœur est normal.

A l'incision de l'abdomen, il s'écoule une certaine quantité de sérosité jaune-citron. L'épiploon et la surface de la masse intestinale sont d'une coloration grisâtre. Ce qui frappe, c'est le volume considérable du *foie*. Le lobe gauche est libre et a un aspect normal ; le lobe droit, au contraire, adhère aux parties voisines. En prolongeant l'incision transversale de la paroi abdominale dans le flanc droit, on voit s'écouler du fond de cette incision du pus épais, grisâtre, contenant une grande quantité de *petits points noirs*. Cherchant à isoler le foie, on constate que sa face convexe, adhérant assez fortement au diaphragme, a un aspect normal sur toute son étendue. Latéralement, il est fixé à la paroi au niveau de l'ouverture fistuleuse externe. A la face inférieure, la partie gauche est libre et d'apparence normale; la partie droite adhère intimement aux organes sous-jacents. Détachant ces adhérences, on voit s'écouler du pus renfermant une grande quantité de grains noirs, et on arrive sur un tissu ramolli, d'un gris sale, qui représente la face inférieure du foie imprégnée de pus. Cette surface est en contact avec le rein, dont le sommet et la moitié supérieure de la face antérieure ont le même aspect grisâtre. Ces parties de l'organe sont comme corrodées. Faisant une coupe à travers le foie, on constate qu'il existe un *foyer considérable de tissu grisâtre, ramolli.* A la partie droite se trouve une cavité, un abcès aplati, mesurant 10 à 12 centimètres de hauteur sur 2 à 3 centimètres de largeur. Le centre de l'organe est occupé par une masse molle, d'un gris sale, tachetée de noir, laissant suinter un pus épais, sanieux; c'est le tissu hépatique altéré, imprégné de pus à la façon d'une éponge. Ce foyer mesure 14 à

15 centimètres transversalement et 10 à 12 centimètres dans les autres sens. Il n'atteint pas la surface convexe; il reste une couche de tissu sain; à gauche, il est limité par du tissu hépatique, également sain. En bas, au contraire, il a gagné la surface du foie et s'est même étendu au rein. A droite, il vient en contact avec la paroi costale. Nous avons donc là un vaste foyer de suppuration, circonscrit par les restes du foie et du rein, et par des adhérences aux parties voisines. Les grains noirs contenus dans le pus et dans le tissu altéré représentent des granulations d'*actinomyces*. La vésicule biliaire est normale.

Une coupe à travers le *rein droit* montre que l'infiltration purulente et la destruction du tissu occupent l'extrémité supérieure et la face antérieure de l'organe, sans atteindre jusqu'au centre. Le bassinet est intact et ne communique pas avec les parties malades.

Le rein gauche est sain.

L'estomac n'offre rien d'anormal, pas plus que le reste du tube digestif.

Nous n'avons constaté aucune communication entre le foyer hépato-rénal et la cavité intestinale. Nous n'avons trouvé ni ulcère, ni abcès, ni cicatrice dans l'intestin.

La rate est doublée de volume. Des incisions pratiquées en divers points ne montrent rien d'anormal dans son tissu. — Les autres organes sont sains. — Le cerveau ne présente rien à signaler.

En résumé, nous avons constaté un *abcès actinomyco-sique du foie, ouvert à travers un espace intercostal* (la chose est tout au moins probable, bien que nous n'ayons pu retrouver le trajet), *avec nécrobiose et ramollissement d'une partie considérable de cet organe et, par extension au rein droit, d'une partie également étendue de ce dernier* (Van der Straeten).

Et ce qu'il faut surtout retenir, c'est la *symptomatologie protéiforme, décevante,* de l'actinomycose de forme abdominale.

§ V. — *Actinomycose des os.*

Dans son traité des *maladies infectieuses et parasitaire des os* (Paris, 1894), M. le Dr Michel Gangolphe a réuni, en un remarquable chapitre, les lésions actinomycotiques des os, qui, jusque-là, n'avaient jamais été étudiées d'une façon aussi nettement systématisée... « Les localisations sur la colonne vertébrale, la cage thoracique, ont été superficiellement étudiées, écrit-il. La connaissance plus exacte des altérations anatomiques qui les accompagnent ne peut que contribuer efficacement à leur thérapeutique. » (P. 690).

Comme siège d'abord, il semble que *l'actinomyces* peut déterminer des lésions en n'importe quel point du squelette. Cependant, si on excepte la clavicule, on ne connaît qu'un seul fait de lésion actinomycotique des os longs. C'est celui d'Israël, communiqué à la Société de médecine de Berlin (juin 1888), et relatif à un foyer développé dans le tissu spongieux de l'extrémité inférieure du fémur.

« La plupart des faits connus ont trait aux maxillaires, à la colonne vertébrale, aux côtes, à la clavicule, au bassin. Cette répartition spéciale ne tient pas à une prédilection du parasite pour les os plats; elle se trouve en rapport avec son mode habituel d'envahissement et de propagation. » (Gangolphe).

L'actinomycose osseuse *primitive* est encore à démontrer. L'*actinomyces* pénètre dans les parties molles qui avoisinent les cavités digestives et respiratoires. Il envahit *secondairement* le tissu osseux; tel est le principe qui trouve à son appui divers arguments.

1° Ce sont seulement les portions de squelette adjacentes aux cavités digestives et respiratoires qui offrent des altérations mycotiques. A part la mention très incomplète du foyer fémoral, signalé par Israël, on ne signale aucun fait d'actinomycose des os des membres.

2° La colonne vertébrale, les côtes, le sternum, la clavicule, le bassin, *a fortiori* la mâchoire, ordinairement lésés, étaient, dans tous les cas, en rapport avec des foyers viscéraux plus anciens, plus étendus... Qu'il s'agisse de la colonne vertébrale, de la base du crâne, des côtes..., toujours on trouve signalées des lésions péri-œsophagiennes, rétro-laryngiennes, pulmonaires, pleurales, qui représentent les diverses étapes parcourues antérieurement par le parasite, avant la propagation au tissu osseux.

3° M. Gangolphe a répété, pour l'actinomycose, les expériences faites au sujet de l'ostéomyélite infectieuse et de la tuberculose. Ayant inoculé à des lapins du pus chargé de granulations, provenant d'une malade du service de M. le professeur Poncet, il leur a fait des fractures. Dans aucun cas, le traumatisme n'a déterminé de localisation pathologique. Les animaux avaient été inoculés dans la plèvre, le péritoine, la veine jugulaire. Six mois plus tard, tous étaient encore en très bonne santé.

Le traumatisme n'agirait donc qu'à la condition de produire une plaie susceptible de servir de porte d'entrée directe au parasite, nullement en créant un *locus minoris resistentiæ*.

L'*actinomyces* n'est pas un agent pathogène, circulant dans le sang et colonisant dans le point où une contusion détermine une rupture vasculaire; il se propage de proche en proche et n'emprunte que très exceptionnellement la voie sanguine pour se généraliser. — Tandis que les kystes hydatiques sont toujours *primitifs* et résultent de l'arrêt spontané ou provoqué de l'embryon hexacanthe circulant dans le sang, — l'actinomycose des os est toujours *secondaire;* elle provient d'un envahissement qui a été primitif dans les tissus (Gangolphe, p. 700) juxta-osseux, mais non dans les os.

Le même chirurgien lyonnais a examiné plusieurs mâchoires de bœuf ainsi altérées, et il a trouvé que leur aspect ne rappelait en rien les descriptions d'actinomycose humaine. « Considérablement augmenté de volume, le maxillaire inférieur du bœuf était détruit en grande partie par un tissu d'aspect sarcomateux, plus ou moins ramolli sur certains points, siégeant dans l'intérieur même du maxillaire et paraissant avoir boursouflé et fait éclater la coque périphérique. Çà et là, on trouvait bien des noyaux purulents, mais tous de petites dimensions. Au reste, à la scie, la tumeur donnait l'impression d'un ostéo-sarcome central. Le périoste était très notablement épaissi, atteignait même en quelques points 10 ou 12 millimètres ; la surface osseuse était légèrement ostéo-phytique. Il signale, en outre, la présence de quelques séquestres au milieu du tissu pathologique. » (Gan-golphe, p. 697).

Le musée d'anatomie pathologique de la Faculté catholique de Lille possède deux pièces (Frelier) très remarquables d'actinomycose bovine ; elles se com-plètent mutuellement, puisqu'elles appartiennent à des époques très différentes du processus morbide. On en trouve la description dans les *Bulletins* de la Société anatomo-clinique de Lille (1894).

Dans la figure 9 et les suivantes, il s'agit d'une

portion de la branche gauche de la mâchoire inférieure d'un bœuf. On y peut voir les caractères appré-
ciables lorsque l'animal est encore sur pieds. La
tumeur arrivée à ce volume est considérable; elle
déforme la tête et forme un contraste, qui rappelle un

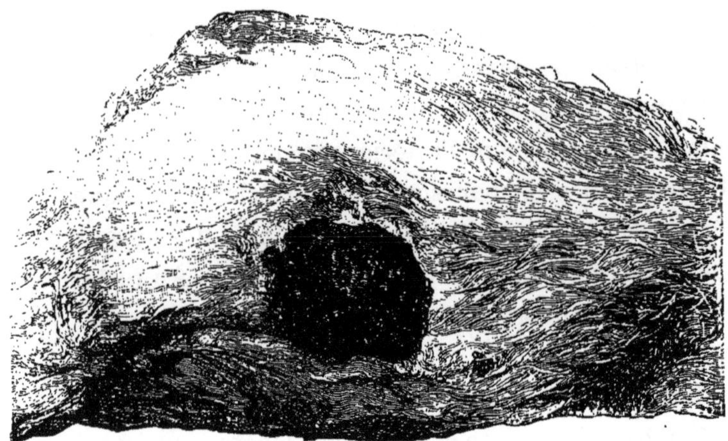

Fig. 9. — Bord inférieur (d'après uue photographie, Bernard).

singe glouton qui remplit et distend ses abat-joues,
et contraste avec un autre singe joueur, qui ne songe
pas à manger et ne s'occupe qu'à grimacer. L'ulcère
tranche nettement au milieu des poils; il est assez
large, avec des bords circulaires; il n'est ni saillant,
ni déprimé; sa surface est lisse, régulière, sans anfractuosités, et même sans granulations, sans fongosités; elle n'est d'ailleurs pas très sensible au contact
et elle n'est pas non plus saigneuse. Lorsque ce

bord inférieur de la pièce a été dépouillé de ses parties molles, après une macération suffisamment prolongée, on reconnaît d'abord que l'ulcère superficiel
ne répond ni à l'une ni à l'autre des deux cavernes
osseuses principales. On reconnaît ensuite l'uniforme
répartition du processus d'ostéite raréfiante, avec
production exubérante du tissu osseux, sans avoir les
caractères si spéciaux de l'ostéite bulleuse. Les limites

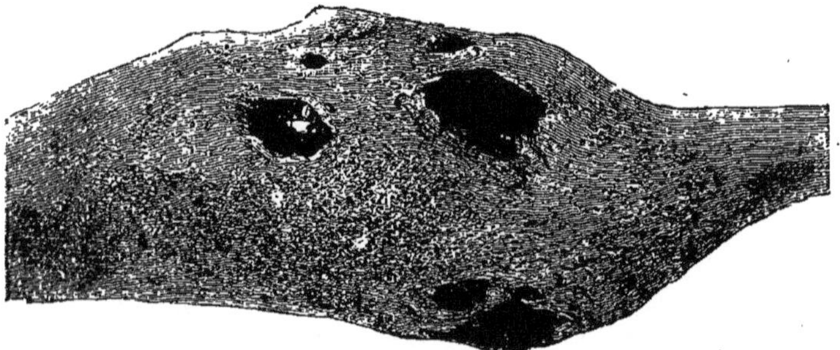

Fig. 10. — Bord inférieur (d'après une photographie, Bernard).

de la zone intéressée par l'ostéite actinomycétique
sont mal définies. Toute la portion qui est le siège du
parasite est légère et spongieuse. On y voit une série
nombreuse de points assez régulièrement distribués,
tous d'égale dimension, capables de loger une tête
d'épingle, comme le montre la figure 10, avec une
très curieuse exactitude. Ces mêmes points, avec une
répartition similaire, se reconnaissent nettement sur
les photographies de quelques pièces d'anatomie
pathologique humaine, celle de M. le Dr Netter, par
exemple.

10

Cet aspect, que l'on pourrait qualifier « criblé » si les trous n'étaient pas si petits, présente, par sa ténuité, sa régularité et aussi par l'absence d'ostéophytes, comme dans la tuberculose, par l'absence d'aiguilles osseuses, comme dans l'ostéosarcome, par l'absence d'une coque limitatrice, comme dans le chondrome malin des os, une valeur dont il serait injuste de

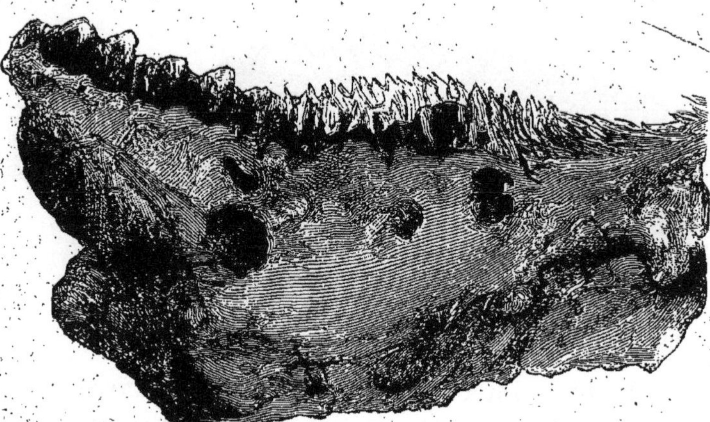

Fig. 11. — Face interne (d'après une photographie, Bernard).

méconnaître l'intérêt. Sur la face interne (Fig. 12), le même caractère se reconnaît encore; mais il semble que le processus y soit trop avancé dans son évolution, pour y avoir un aspect aussi nettement reconnaissable. Le caractère s'y trouve encore, mais il s'y trouve relégué au second rang par l'importance des cavernes osseuses qui répondent à une phase plus avancée de l'évolution du processus parasitaire. Il en

est de même au sujet de l'insertion des trois dents
prémolaires, dont les alvéoles, altérés par l'actinomycose, ne sont plus en mesure d'assurer l'équilibre
d'insertion.

Sur la surface muqueuse des téguments, les ulcères
actinomycétiques sont également atones, indolores,
lisses et même circulaires ; mais leur niveau contraste

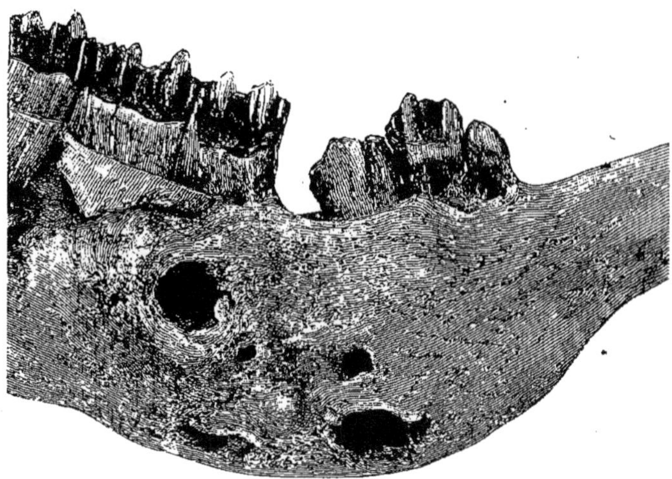

Fig. 12. — Face interne (d'après une photographie, Bernard).

avec celui des ulcères cutanés ; tandis que les plaies
cutanées sont saillantes, comme si elles pouvaient
devenir champignonneuses, celles des muqueuses sont,
au contraire, déprimées sur une portion saillante de
la tumeur sous-jacente. Tandis que le pourtour de la
plaie cutanée ne se distingue pas, caché qu'il est par
le débordement champignonneux, tout au contraire

le pourtour de la plaie muqueuse est formé, en partie
du moins, par la saillie de la muqueuse buccale,
dont la tuméfaction circulaire minime suffit à fournir
un contraste avec la dépression régulière de l'ulcère
actinomycétique lui-même. On peut mieux juger ce
détail si l'on prend soin d'examiner à plusieurs

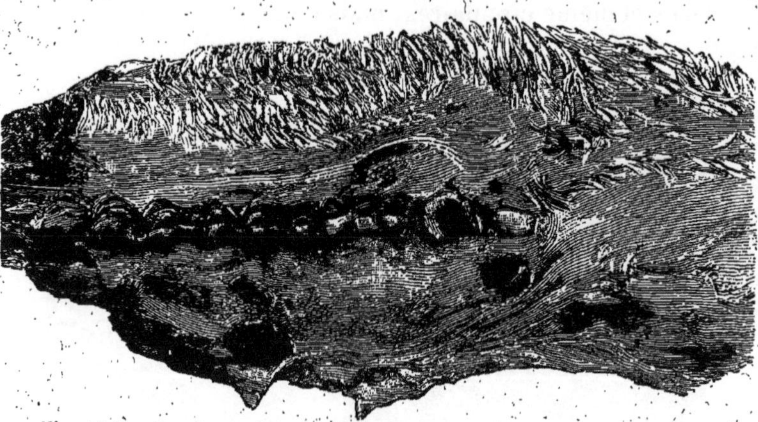

Fig. 13. — Bord supérieur (d'après une photographie, Bernard).

réprises les mêmes plaies sur les figures 11 et 13, qui
les présentent à deux points de vue différents.

Enfin, un simple coup d'œil sur le bord supérieur
permet (Fig. 13) d'apprécier que la tuméfaction de l'os
se manifeste du côté de la table interne aussi bien
que du côté opposé. Il suffit pour démontrer (Fig. 14)
que le pourtour des alvéoles, déjà raréfié normalement, subit plus rapidement que tout le reste la
transformation ultime en cavernes osseuses. C'est lui,
d'ailleurs, qui a probablement été le siège des pre-

miers accidents infectieux par inoculation dans la gencive alvéolo-dentaire.

Caractères des lésions osseuses. — Un premier caractère qui concorde dans tous les documents, c'est l'absence habituelle de tout travail de réaction de la part des divers éléments de l'os. Le périoste, la

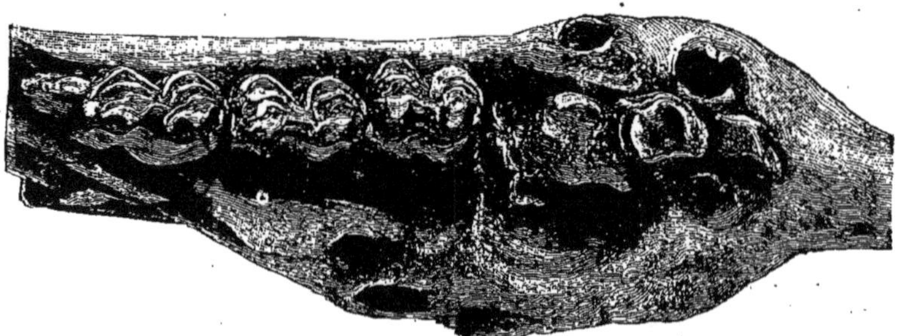

Fig. 14. — Bord supérieur (d'après une photographie, Bernard)

moelle, pas plus que le tissu compact, ne se défendent contre le parasite. Du moment où ce dernier a pénétré dans le tissu spongieux, il y végète sans rencontrer de résistance.

Les aréoles spongieuses sont successivement envahies, les surfaces osseuses voisines détruites progressivement et de proche en proche, et le processus peut s'étendre aux parties molles, aux viscères avoisinants. On ne trouve que très rarement signalée la production d'ostéophytes, et encore, dans ce cas, s'agissait-il sans doute d'infection mixte. Ainsi que le fait remarquer Boström (à propos d'un fait qu'il rapporte), nulle part, ni dans les corps vertébraux, ni sur les apophyses épineuses, transverses ou les côtes, on ne trouve d'épaississement périostique, de sclérose osseuse.

On constate, au contraire, une raréfaction générale, un travail d'érosion de l'extérieur à l'intérieur, — de dénudation, de fonte des parties osseuses malades.

Comparées aux altérations du tissu cellulaire, celles qui affectent le squelette montrent à leur *maximum les tendances extensives de l'infection*. — Tandis que les foyers mycotiques s'encapsulent, restent localisés assez souvent dans les parties molles, — ici les aptitudes réactionnelles paraissent nulles. — M. Gangolphe y insiste; comme dans les hydatides des os, on note les mêmes tendances à la diffusion, la même absence de travail de défense.

Le tissu osseux est détruit par une raréfaction progressive, par un travail très net d'ostéite raréfiante. Les examens histologiques démontrent l'agrandissement des espaces médullaires, qui renferment en grand nombre des cellules embryonnaires, des corpuscules graisseux, des globules sanguins, des éléments cellulaires nombreux, plus ou moins dégénérés. Les trabécules osseuses ramollies se laissent quelquefois couper avec les fongosités et sont le siège d'une raréfaction évidente. Au voisinage des lésions, dans les points où la moelle est conservée et seulement congestionnée, on ne trouve aucune trace d'hyperostose trabéculaire. Il faut attacher une réelle valeur à l'absence de toute trace d'hyperostose, surtout dans les portions osseuses nécrosées. On sait que la constatation du champignon caractéristique est quelquefois extrêmement difficile; il peut se faire que les séquestres n'en renferment aucune trace, que l'on ne puisse en déceler même dans les fongosités adjacentes. On pourrait croire à un foyer d'ostéite tuberculeuse, si l'on ne se rappelait que la carie produit des séquestres sur lesquels on constate souvent, à côté de la raréfaction des trabécules, leur hyperostose (Gangolphe, p. 694).

Au point de vue de l'acte chirurgical, on peut déduire de cette structure : la facilité d'action de la curette, l'étendue de cette action dans toute la portion intéressée par le parasite, — l'absence de coque résistante et tutélaire, coque protectrice contre une traversée excessive de l'os, contre une rupture de la table interne du maxillaire (qui, en achevant la solution de continuité du squelette, détermine une pseudo-darthrose et détruise, par chevauchement, des fragments et, par déplacement de la ligne médiane, une symétrie du visage, qui était antérieurement sauvegardée). L'un de nous a fourni la démonstration de cet accident imputable à un chevauchement consécutif à un curetage d'ostéite indéterminée de la portion horizontale et latérale droite du maxillaire inférieur (1).

(1) G. Bécue, *Journal des sciences médicales de Lille;* Lille, 1892, t. XX, p. 122. — *Société anatomo-clinique de Lille*, VII, année 1893, p. 215.

On peut, avec M. Gangolphe, admettre deux formes d'altérations osseuses : tantôt le champignon parasite intéresse seulement la surface de l'os ; tantôt, après avoir détruit le périoste et le tissu compact périphérique, il envahit les espaces spongieux et s'y développe amplement.

Lésions superficielles. — Tout à fait au début, le foyer parasitaire avoisinant l'os est assez nettement circonscrit ; il est assez encapsulé par du tissu fibreux, pour n'affecter que des rapports indirects avec le squelette. Accolée au périoste, la tumeur ou mieux l'abcès mycotique donne l'illusion d'une collection ossifluente. Appendue à la colonne vertébrale, elle semble provenir d'un foyer osseux primitif. On l'ouvre ; on est surpris de ne pas trouver de point osseux dénudé. Par une dissection exacte et précise, on acquiert la certitude que l'os est intact.....

A la mâchoire, la dénudation osseuse est fréquente, mais non absolument constante. Lühr (*Gothingen Dissert.*, 1889), a trouvé l'os et le périoste intacts au voisinage de lésions mycotiques, tandis que de Norden (*Beitr. z. klin. chir. Tübingen*, V, 2) observait la disparition du périoste sur une étendue d'une pièce de cinq marcs et trouvait dans le maxillaire deux petits séquestres.

C'est donc la règle : au contact d'un foyer actinomycosique, le périoste ne réagit pas ; c'est à titre exceptionnel qu'on a signalé quelques ostéophytes :

ce défaut de défense explique l'envahissement et la destruction successive du périoste et du tissu osseux sous-jacent. Décollé, puis détruit, le périoste laisse l'agent pathogène attaquer la surface de l'os et s'étendre en commençant par la surface.

Plusieurs corps vertébraux peuvent être ainsi dénudés, baignés par le liquide purulent ; la plus grande partie d'une ou de plusieurs côtes, une étendue plus ou moins vaste de l'une des deux tables du maxillaire, est altérée superficiellement ; une section complète montre que les parties profondes ont échappé au processus.

Lésions profondes. — Comme types de lésions profondes, on peut citer celles qui se trouvent consignées dans le mémoire de Boström :

Depuis la première jusqu'à la huitième dorsale, les vertèbres sont en grande partie dépouillées de leur périoste ; seules quelques adhérences avec le tissu cellulaire médiastinal existent çà et là au niveau des disques intervertébraux. Les vertèbres sont profondément cariées, ramollies, faciles à couper au couteau et présentent des cavités nombreuses, de dimensions variables, dont on peut retirer au moyen des pinces, des bouchons de tissu de « granulation ». — En pressant sur la colonne, on en fait sourdre du pus comme d'une éponge. — La huitième dorsale est surtout altérée, la moindre pression fait sourdre des grumeaux arrondis ; et certaines portions osseuses paraissent

mobiles. — Dans toute l'étendue des lésions rachi-
diennes, les extrémités costales correspondantes présentent les mêmes lésions sur une longueur de 4 ou
5 centimètres. — La pression fait sourdre à leur surface les mêmes fongosités et de petits grains. — Les
ligaments intervertébraux et costovertébraux sont
troués et détruits ; les articulations sont pleines de
pus, les surfaces articulaires cariées, et les côtes, par
cela même, très mobiles. — Les orifices dont sont
criblées les vertèbres conduisent dans de petites cavités, dont quelques-unes moins petites. — La huitième
dorsale surtout est lésée ; non seulement la partie
centrale est complètement détruite, mais les parties
corticales antérieure et latérales ont disparu. L'apophyse transverse gauche est complètement mobile au
milieu du pus et des fongosités.

De pareils désordres ne sont point absolument
rares ; dans le fait de Langenbeck, la carie mycotique
s'étendait des dernières vertèbres dorsales jusqu'au
promontoire. Une cavité de la première lombaire contenait un séquestre et de nombreux champignons.

Ponfick a vu le rachis lésé depuis la deuxième lombaire jusqu'à la première sacrée ; dans un autre cas,
un foyer purulent prévertébral s'étendait de l'atlas à
la quatrième dorsale. L'apophyse basilaire et la grande
aile du sphénoïde étaient rongées par des foyers
d'actinomycose et par place dans toute leur épaisseur
(Gangolphe, 691-692).

On peut rapprocher de ces quelques faits celui de
M. Netter, déjà signalé page 122. A l'autopsie, on

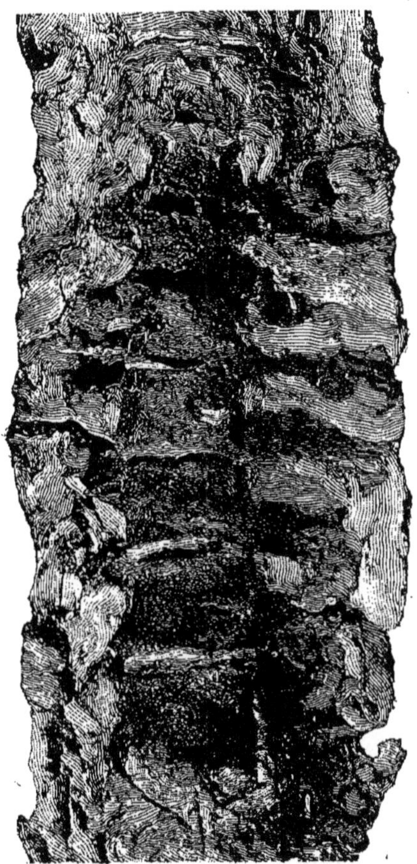

Fig. 15. — D'après la photographie publiée par M. Netter dans
les *Bulletins et Mémoires de la Société médicale des hôpitaux
de Paris*.

trouva le tissu cellulaire prévertébral très épaissi et
soulevé par l'interposition entre lui et les vertèbres

d'un magma purulent ayant la consistance du mastic, magma qui fusait latéralement au niveau des articulations des côtes. Les corps des vertèbres dorsales, de la quatrième à la dixième, étaient à nu. Les quatrième, cinquième, sixième et septième étaient particulièrement altérées; leur surface érodée, éburnée, semblait comme rongée; et l'altération se continuait sur les apophyses transverses et sur l'origine des côtes. Les disques intervertébraux avaient complètement disparu de la quatrième à la sixième côte (Fig. 15).

Il ne pouvait être question de sarcome, ni d'ostéosarcome, qui ne présentent jamais rien de ces multiples lésions de voisinage.

Ici, comme en bien d'autres occasions, les lésions osseuses de l'actinomycose se rapprochent de celles de la carie tuberculeuse; mais, il ne faut pas le perdre de vue, les lésions mycotiques des os ne sont jamais primitives; toujours elles coexistent avec d'autres localisations de la même maladie. Cette distinction devra peser toujours sur le diagnostic de l'actinomycose osseuse, quelle qu'en soit la région affectée.

On remarquera enfin que, dans la forme prévertébrale, jamais on n'a noté la production de gibbosité, ce qui tient vraisemblablement à la superficialité des lésions. — On n'a pas davantage signalé de fracture spontanée, à cause de la préservation habituelle des os longs, les plus faciles et les mieux prédisposés aux fractures.

FORMES SECONDAIRES DE L'ACTINOMYCOSE

Les formes secondaires de l'actinomycose succèdent à une lésion primitive ; le siège de cette lésion primitive est parfois connu et le diagnostic peut en avoir été fait ; mais souvent elle échappe à l'observateur, soit parce qu'elle est localement guérie, ou bien parce qu'elle a été méconnue et confondue avec une autre affection. — Les foyers secondaires trouvent vraisemblablement leur source dans les fragments de tissus actinomycosiques, qui sont envoyés par la voie sanguine aux régions ou organes sous la forme d'embolies ; — si l'embolus lancé par le cœur est projeté dans une région où l'*actinomyces* puisse trouver un milieu favorable à sa pullulation, un foyer secondaire se forme et se développe, avec d'autant plus de facilité qu'il réalise mieux les conditions d'anaérobiose.

Les plus importantes de ces formes secondaires sont les actinomycoses viscérales, qui succèdent à une localisation primitive dans le tégument externe ; parmi les viscères, le *foie* semble être l'organe de prédilection des dépôts métastatiques ; la veine porte lui amène des fragments actinomycosiques détachés du foyer primitif, qui vont pulluler dans le parenchyme de la glande hépatique, où l'on trouve des masses fongueuses du volume d'une noix ou même d'une pomme. Les autres organes n'en sont pas exempts : les *reins*, la *rate*, etc., en ont été atteints. Un auteur italien, M. Brigidi, a rapporté un cas d'actinomycose du foie avec envahissement de la *capsule surrénale*, organe dans lequel la maladie n'avait pas été rencontrée jusqu'ici.

Mais la plus intéressante de toutes ces formes secondaires est, sans contredit, l'*actinomycose cérébrale*, qui mérite une description spéciale. On en connaît jusqu'à présent peu de cas. Plusieurs auteurs admettent une actinomycose primitive du cerveau ; et ils s'appuient sur l'observation de Bollinger, publiée en 1888 : — une jeune femme de vingt-six ans meurt dans le coma, après avoir présenté des symptômes de tumeur cérébrale ; l'autopsie révèle une tumeur de la grosseur d'une noisette dans le quatrième ventricule ; cette tumeur renfermait une masse blanchâtre, riche en mucine, granuleuse, avec de nombreuses colonies d'*actinomyces* typiques. — En 1889, Orloff rapporte un second cas d'actinomycose, qu'il appelle primitive, du cerveau et des méninges.

Ces cas sont sans doute extrêmement intéressants ; mais il ne suffit pas, pour affirmer la localisation primitive au cerveau, de ne pas avoir observé, ni relaté d'autre foyer d'actinomycose ; en effet, un foyer, bénin par son siège, peut avoir été méconnu ; il peut avoir été confondu avec une affection similaire ; on a vu encore, dans le cœur, de petites masses actinomycosiques concrétées, qui se sont en quelque sorte détruites sur place, par enkystement ou calcification. Mais rien ici ne prouve qu'avant de subir cette transformation kystique, fibreuse ou calcaire, cette petite colonie n'a pas vu se détacher d'elle quelques filaments mycéliens, quelques spores, qui, charriées par le courant sanguin, sont allées se développer dans le cerveau ou dans un autre organe ; et la lenteur habituelle d'évolution du champignon, sa marche chronique, sont des faits qui viennent à l'appui de la proposition que le foyer primitif a eu le temps de guérir, avant même que les premiers symptômes de l'infection secondaire aient apparu.

On ne peut s'expliquer ces localisations cérébrales par un autre mécanisme ; l'*actinomyces* est un agent infectieux qui vient du dehors ; il lui faut toujours une porte d'entrée ; et, dans les cas embarrassants d'actinomycose cérébrale (on les a nommés primitifs, faute d'explication meilleure), on n'a pas de raisons suffisantes pour considérer le foyer observé comme étant sincèrement une lésion primitive ; le seul véritable foyer primitif a probablement disparu ; mais il a antérieurement existé quelque part sans provoquer l'attention par aucun trouble, par aucun symptôme qui ait marqué la date de son évolution. Rien n'autorise, en effet, à supposer que l'*actinomyces* pénètre dans l'organisme sans subir aucune phase de son évolution sur le lieu même de sa porte d'entrée.

L'actinomycose cérébrale secondaire est plus fréquente et succède à un foyer cutané, thoracique, etc. Un des cas les plus curieux est celui de Keller (*The British med. Journal*, 29 mars 1890); non seulement on en fit le diagnostic, mais on obtint une guérison momentanée.

Une femme de quarante ans, contracte une pleurésie à l'automne de 1885. Au commencement de l'année suivante, un abcès se montre au niveau du cartilage de la sixième côte ; un autre vaste abcès apparaît au niveau de la onzième côte du côté gauche. Les deux abcès sont ouverts, drainés et les parois en sont soigneusement curetées ; ils ne communiquent pas avec la plèvre, et les côtes ne sont pas dénudées. On avait soupçonné la nature actinomycosique de ces abcès, ce que confirma le microscope, montrant les champignons avec leurs massues rayonnant autour d'un mycélium très serré. Les abcès se cicatrisèrent ; il ne resta qu'une petite fistule ; et la malade fut perdue de vue pendant deux ans.

En janvier 1888, elle entra de nouveau à l'hôpital, se plaignant d'une impuissance graduellement croissante du bras gauche. On émit l'opinion qu'on avait affaire à une lésion actinomycétique des régions motrices du cerveau, et l'on proposa une opération hâtive. Le Dr Port, aux soins duquel la malade resta confiée pendant toute la durée de son séjour à l'hôpital, examina avec soin la question et fut du même avis.

La malade et son entourage d'abord ne voulurent
en aucune façon entendre parler d'opération. Des
convulsions apparurent bientôt dans le bras gauche;
elles prirent plusieurs fois le type d'épilepsie corticale.
Graduellement la paralysie s'établit, s'étendit du bras
gauche au membre inférieur gauche et ensuite à la
face du même côté. Des maux de tête, des vomissements et une perte complète de connaissance s'en-
suivirent. A la fin, la malade tomba dans un profond
coma, et elle avait l'apparence d'une mourante quand
l'opération fut acceptée.

Le Dr Burger, chirurgien de l'hôpital, pratiqua
l'opération de la trépanation. L'anesthésie n'était pas
nécessaire. Il évacua une portion de la calotte cra-
nienne au niveau de la circonvolution pariétale
ascendante, incisa la dure-mère et la substance cérébrale décolorée, et enleva deux onces de pus lié et
vert, qui contenait une grande quantité de grains
actinomycosiques. Quand l'abcès fut ouvert, la pa-
tiente (encore étendue sur le lit d'opération) se
réveilla de son profond coma et demanda de l'eau.

Le lendemain, elle avait repris ses sens; huit jours
plus tard, la paralysie faciale avait disparu. et l'opérée
était capable de remuer la jambe.

Six semaines après l'opération, elle pouvait commencer à se lever et à se promener.

Les lésions paralytiques s'améliorèrent progressivement pendant les quelques mois suivants; mais il res-

tait une faiblesse du bras gauche et une légère contracture des doigts de ce côté. La plaie se cicatrisa en
deux mois et la malade se trouvait très bien.

Vers la fin de l'année, des symptômes graves de
paralysie reparurent, ainsi que des convulsions et des
vomissements. Le Dr Burger rouvrit le crâne et évacua
une grande quantité de pus; l'état de la malade toutefois ne fut pas amélioré après cette seconde opération et elle mourut quelques jours après.

A l'autopsie, on trouva le cœur normal. Le poumon
gauche était adhérent au diaphragme. Une petite
fistule borgne conduisait au tissu supra-diaphragma-
tique. Le lobe gauche du foie adhérait à la paroi abdominale de la fistule. — Le milieu des circonvolutions
frontale et pariétale droites était occupé par une large
masse de tissu de nouvelle formation, proéminant au-
dessus de la surface du cerveau (hernie du cerveau)
et pénétrant dans la substance cérébrale à la profondeur d'un pouce environ. — De plus, on découvrit un
autre abcès, profondément enfoui dans la substance
blanche, abcès en capsule, du volume d'une noix de
muscade.

L'actinomycose secondaire existe donc ; il en faut
connaître les localisations éventuelles ; il en faut
même parfois tenter le traitement chirurgical, si
audacieux qu'il soit.

FORMES EXCEPTIONNELLES DE L'ACTINOMYCOSE

On peut ranger, dans les formes exceptionnelles de l'actinomycose, la forme dite néoplasique limitée et peut-être même la maladie de Madura.

§ I. — *Actinomycose néoplasique limitée.*

Ces faits sont rares; Israël a rapporté le premier cas ; Babès a observé aussi une tuméfaction actinomycosique parfaitement limitée dans la région parotidienne, simulant une tumeur mixte de cette glande ; l'observation de Bollinger pourrait en être rapprochée ; mais elle a trouvé mieux sa place dans la variété cérébrale. Enfin, Glaser, en 1888, rapporte un cas où il se forma une tumeur énorme au niveau de l'os temporal et de l'arcade zygomatique ; on la prit pour un sarcome périostique ; cette tumeur, enlevée, montra à son centre un foyer semi-liquide, formé d'un tissu de granulation, avec des *actinomyces*, et, en outre, des cellules rondes, analogues à celles de la tuberculose, sans cellules géantes, cependant.

Nous ne citons que pour mémoire ces faits exceptionnels : MM. Cornil et Babès émettent, à ce propos, l'opinion que l'analyse histologique des tumeurs parotidiennes et cérébrales pourrait accroître le nombre de ces observations. Il est permis de penser que l'analyse histologique rendra le même service pour les tumeurs d'autres régions que la parotidienne.

§ II. — *Maladie de Madura.*

Sous le nom de « maladie de Madura », on a décrit une maladie « qui, se manifestant par de petites tumeurs, paraît ne se développer que sur les pieds, bien que, au dire des auteurs, elle puisse se montrer sur les mains et dans d'autres régions ». L'Inde a paru longtemps son domaine exclusif; mais le Dr Kemper en aurait signalé un cas en Amérique.

La maladie débute ordinairement par la plante des pieds et envahit ensuite les parties latérales et le dos du pied. Elle se présente sous l'aspect de petites tumeurs bulleuses, à contenu séreux et tenant en suspension des corpuscules grisâtres ou jaunâtres, se résolvant, au microscope, sous forme de champignon rayonné. — Ces petites tumeurs peuvent disparaître avec production de cicatrices; mais il ne tarde pas à s'en former de nouvelles. La tuméfaction est limitée au pied; la douleur est très vive au niveau des petites tumeurs. Quelquefois, les tissus sous-jacents sont atteints, et les os peuvent être ramollis et cariés, avec production de fistules intarissables. — L'état général est longtemps très bon; mais la durée de la maladie est longue et aboutit trop souvent à une atrophie de la jambe malade ; — la mort peut même survenir parfois, si l'on n'intervient par une amputation.

Depuis un certain temps déjà, on a émis l'idée que cette affection était parasitaire et due à un microphyte spécial, qu'on a nommé *mycetoma*. Mais, dès 1888, le Dr Vandycke Carter appela l'attention sur l'étroite ressemblance qui existe entre le *mycetoma* et l'*actinomyces*, au point de vue des caractères cliniques, pathologiques et au point de vue de l'aspect microscopique. « Ce sont, dit M. Carter, les mêmes corps granuleux centraux, la même enveloppe, les mêmes dimensions ; dans toute la série pathologique, je ne connais pas d'autres structures qui puissent soutenir la comparaison comme ces deux-ci. »

La même année, à la Société de pathologie de Londres, M. le Dr Bristowe opine également pour l'identité de l'actinomycose et de la maladie de Madura.

En 1888, Bassini eut l'occasion d'observer un cas de cette affection ; et, sans en avoir reconnu la nature véritable, la description qu'il en donne fait immédiatement songer à l'actinomycose.

En janvier 1892, M. Kanthack, a entretenu la Société de pathologie de Londres de cette maladie ; et il a établi que le champignon du pied de Madura et l'*actinomyces* se comportent d'une façon identique vis-à-vis des matières colorantes.

En mai 1892, le Dr Curnow reçut du chirurgien-major Hatch un spécimen de pied de Madura et le soumit à l'examen du Dr R.-T. Hewlett, préparateur de bactériologie au King's College de Londres. Celui-ci résume ainsi le résultat de ses recherches : « La maladie occupe la totalité du pied et le tiers inférieur de la jambe. Le pied est élargi, les os sont ramollis et cariés ; quelques petits abcès sont disséminés à travers les tissus et communiquent avec l'extérieur par plusieurs trajets fistuleux.

« Dans quelques-unes des cavités, on trouve de fines granulations jaunâtres ; celles-ci, examinées au microscope, sont un peu granuleuses ; et tout autour d'elles on voit des figures rayonnées, au delà desquelles se trouvent des cellules rondes, embryonnaires. En colorant par la méthode de Gram, on voit que les anneaux formés par le champignon ont un réseau central composé de fins filaments ramifiés et entrelacés ; à la périphérie se trouvent les massues caractéristiques de l'actinomycose. »

Une des causes d'hésitation à reconnaître l'identité de l'actinomycose et du *mycetoma* vient sans doute de l'absence *apparente* des corps en massues dans cette dernière affection. — Mais, aujourd'hui, on sait que l'*actinomyces* est un organisme polymorphe et que les massues, si nettes dans l'actinomycose bovine, le sont bien moins dans l'actinomycose humaine, bien que ces deux variétés soient dues au même parasite. Il en est de même dans la maladie de Madura ; l'aspect microscopique du *mycetoma* est identique à celui de l'*actinomyces* ; et il semble qu'on ne puisse hésiter plus longtemps à accepter l'idée de M. le Dr Carter, que la maladie de Madura est une manifestation de l'actinomycose humaine.

Néanmoins, il parait que, dans la maladie de Madura, il y a plusieurs variétés, et peut-être plusieurs parasites en cause. C'est ainsi qu'en mai 1892, MM. les Drs Gemy et Vincent (d'Alger) ont rapporté une observation très intéressante d'une affection parasitaire du pied, qui n'a pas encore été décrite : il s'agit d'un homme de quarante ans, qui présentait, sur la face plantaire du pied droit, le talon, les malléoles, etc., une quarantaine de tumeurs de la dimension d'un pois, d'une couleur rouge sombre et douloureuses à la pression. L'incision de ces tumeurs donna issue à un liquide sanguinolent, renfermant de petits grumeaux grisâtres, constitués par des zooglées bactériennes très denses, qui appartiennent au genre *cladothrix* ; les auteurs ont pu cultiver ce parasite sur une infusion stérilisée de foin : les caractères morphologiques et les réactions de culture différencient ce microbe de l'*actinomyces*. MM. Gemy et Vincent accompagnent leur observation d'une planche en phototypie représentant le pied du malade ; l'aspect est celui de la maladie de Madura, et les deux observateurs croient que le cas rapporté par eux est une variété de pied de Madura. — Le malade avait l'habitude de marcher pieds nus; mais il ne se souvient nullement de s'être blessé ou égratigné en marchant.

En résumé, la lumière n'est pas suffisamment faite sur cette intéressante question ; et l'identité des deux affections n'est pas encore établie sur des bases absolument stables ; il est extrêmement probable, du moins, qu'il y a un lien très étroit entre le *mycetoma* et l'*actinomyces* : c'est l'avis de tous les auteurs ; et M. Brocq, dans son livre du *Traitement des maladies de la peau*, conclut dans le même sens, quand il dit que la maladie de Madura a pour cause un parasite encore mal défini, mais dont les effets lui semblent bien voisins de ceux de l'actinomycose.

CHAPITRE IV

On pourrait croire que, dans la plupart des cas, le diagnostic de l'actinomycose soit relativement facile ; en effet, dans la plus grande partie des observations, il est question des grains jaunes caractéristiques, comparés par les uns à des grains d'iodoforme, par les autres à des grains de moutarde (Wheaton) ; d'autres encore parlent de grains noirs. Ces grains sont intimement mêlés à un pus épais, peu abondant, fétide, parfois de couleur chocolat. — Presque toujours le simple examen macroscopique suffit, pour ceux qui ont eu l'occasion d'en observer un cas, à faire le diagnostic d'actinomycose. — Il s'en faut toutefois que ce diagnostic soit toujours aussi aisé.

Au risque d'être taxé d'exagération, on peut dire que l'examen microscopique est toujours nécessaire et qu'il n'est pas lui-même sans difficultés, certaines affections ayant avec l'actinomycose une ressemblance telle, qu'il faut un examen approfondi pour les en différencier.

La présence des grains jaunes est loin d'être indispensable au diagnostic. En effet, en 1890, M. le Dr Guder, à propos d'un malade observé par M. le professeur Reverdin (page 53), fait remarquer que jamais on ne constata dans le pus des abcès du patient « la présence des grains jaunâtres, si caractéristiques de l'actinomycose, permettant de poser un diagnostic à première vue ». L'auteur s'étonne de cette particularité et avait cru jusqu'alors que jamais les grains ne faisaient défaut. Chez le malade que nous avons observé, on n'avait pas vu de grains jaunes à l'incision de la tumeur, mais simplement un peu de pus crémeux et rare ; il a fallu l'examen microscopique pour permettre à M. le professeur Augier de reconnaître dans un bourgeon charnu un grain caractéristique. Dans ces deux cas, sans l'examen microscopique, le diagnostic n'eût pas été établi. Il est inutile de rechercher d'autres cas semblables, qui ne manquent d'ailleurs pas : ils sont disséminés dans le chapitre précédent. — Il suffit d'examiner avec quelles autres affections l'actinomycose peut être confondue.

§ I. — *Diagnostic clinique.*

Le plus fréquemment, on prend l'actinomycose
pour une *périostite consécutive à une affection dentaire* ;
dans le cas particulier, l'erreur n'a qu'un inconvénient très léger, puisque les deux maladies sont justi-
ciables du même traitement : avulsion de la dent
malade, incision et curage du foyer morbide ; la guérison est presque toujours obtenue dans ces cas,
même sans diagnostic.

Sans sortir de la région maxillaire (qui est un des
sièges de prédilection du champignon rayonné, sans
doute, ainsi qu'on le verra plus loin, parce qu'elle est
en même temps le point de pénétration du parasite
dans nombre de cas), on pourra parfois penser à un
sarcome non encore ulcéré ; la confusion toutefois ne
sera pas fréquente ; et elle sera, en tout cas, de peu de
durée, car généralement, d'après M. Jeandin, les tuméfactions inflammatoires dues à l'*actinomyces* n'arrivent
pas, chez l'homme, à donner longtemps le change avec
un véritable sarcome. — En effet, si la tumeur est restée
bien localisée, elle n'a pas encore produit les modifications dans l'état général qu'on observe d'ordinaire
pour la tumeur maligne. On pourra opposer que le
sarcome peut durer très longtemps avant de déterminer une cachexie apparente ; l'objection n'est pas
sans valeur ; mais, dans ce cas, le sarcome différera

encore de l'actinomykome, en ce sens que celui-ci ne tarde pas à arriver à la peau et à s'étendre dans les parties voisines, en infiltrant les tissus et formant des clapiers sous-cutanés, communiquant avec l'extérieur par des pertuis étroits et sinueux, ce qu'on n'observe point dans le sarcome; la peau, dans ce dernier cas, est ulcérée par surdistension, et l'on n'observe pas de trajets fistuleux.

M. Poncet a particulièrement insisté sur le grand nombre de trajets fistuleux pour le diagnostic de l'actinomycose. Il « croit que, cliniquement, on peut distinguer l'ostéite actinomycosique des autres inflammations, en raison de la multiplicité des fistules, en raison de l'induration, de la tuméfaction ».

D'ailleurs, dans son premier cas, rapporté par M. Dor à la Société des sciences médicales de Lyon (séance du 26 octobre 1892), où le diagnostic était hésitant entre sarcome et ostéosarcome, M. Poncet, « à cause de la multiplicité des fistules », pensa qu'il s'agissait d'un cas d'actinomycose (*Province méd.*, 1892, p. 519).

M. Meunier (de Tours), en présentant son observation à l'Académie de médecine, a insisté particulièrement sur la « dureté toute spéciale de la tumeur, avant même qu'elle soit ouverte » (Séance du 14 mars 1893).

M. Pollosson, dans la discussion soulevée lors de la présentation de son malade à la Société des sciences

médicales de Lyon (17 mai 1893), fit remarquer que
ces malades arrivent généralement dans les hôpitaux
avec le diagnostic soit de néoplasme, soit d'affection
inflammatoire. Dans le fait qu'il a observé, il avait
admis le diagnostic de lésion scrofulo-tuberculeuse de
la peau ; — mais, la pression ayant fait sortir du pus avec
des grains, l'actinomycose a été reconnue. — Il a insisté
sur ce fait qu'il n'existe aucune espèce de caractère
distinctif entre les lésions actinomycosiques et les
lésions scrofulo-tuberculeuses de la peau.

Ce qui a frappé M. Poncet, dans les cas qu'il a pu
observer, « c'est une sorte d'hybridité des signes physiques, c'est-à-dire le mélange de lésions inflammatoires et néoplasiques... Les malades font penser à
une lésion scrofulo-tuberculeuse ; mais, en plus, ils
donnent l'apparence de maladies qu'on n'a pas l'habitude de voir. » (*Province méd.*, 1893, p. 238).

M. le Dr Rochet (de Lyon), dans la *Gazette hebdomadaire*, a fait suivre la relation du cas observé
par lui d'un aperçu intéressant sur l'aspect clinique
de l'actinomycose du maxillaire :

« C'est donc aussi sous forme d'*abcès multiples*, suc-
« cessifs, en chapelet pour ainsi dire, que l'*actinomy-
« ces* a révélé ses désordres. Les deux abcès ouverts
« spontanément et terminés par fistules ont laissé à
« leur suite un empâtement tout le long de la branche
« horizontale du maxillaire, une sorte de phlegmon
« chronique adhérent à l'os et qui pouvait en imposer

« pour une véritable lésion osseuse sous-jacente.
« Mais nulle part, même sur la branche montante,
« contre laquelle l'abcès massétérin était directement
« appliqué, il n'y avait d'ostéite ou de dénudation
« maxillaire : *l'inflammation était partout parostale.*
« Donc, pas de lésions osseuses, malgré l'apparence
« d'ostéite. En outre, *le système ganglionnaire péri-*
« *maxillaire était indemne,* et les abcès n'avaient
« aucun rapport avec les ganglions de la région ;
« comme structure, ils ne rappelaient en rien les
« abcès ganglionnaires, avec leurs coques en général
« très reconnaissables, leurs parois fongueuses et dé-
« chiquetées ; et, en aucun point, on ne trouvait de
« petits ganglions simplement enflammés, engorgés,
« comme on en trouve autour des adénites infec-
« tieuses suppurées, témoignage de la propagation par
« la voie lymphatique. Et, d'ailleurs, l'aspect exté-
« rieur de la tuméfaction inflammatoire, lisse, uni-
« forme, ne rappelait en rien la forme de ces suppu-
« rations ganglionnaires chroniques, bosselées ordi-
« nairement, avec lobulations séparées par des sillons
« plus ou moins profonds. Cette remarque est d'au-
« tant plus importante à faire, que certaines planches
« allemandes représentant l'actinomycose maxillaire
« humaine donnent précisément l'impression de ces
« lobulations et d'un gonflement labouré de sillons,
« et que certains auteurs ont voulu voir dans la dis-
« sémination à distance de la lésion actinomycétique

« une propagation par le chemin lymphatique. Il
« apparaît bien plutôt, comme le montre l'analyse de
« nombre de faits, comme le prouve aussi notre
« observation ayant trait à des lésions au début,
« limitées aux tissus sous-cutanés et sous-muqueux
« péri-buccaux, alors que ces désordres d'appareils
« très divers ne sont pas encore fusionnés, que le pa-
« rasite *actinomyces* chemine, à la suite d'une effrac-
« tion de la peau et de la muqueuse, de proche en
« proche, mais sans voie tracée, en disséquant les
« tissus et en suivant de préférence les espaces con-
« jonctifs. *Les lésions osseuses ou ganglionnaires, quand*
« *elles existent, doivent être secondaires ou surajoutées.*

« Le champignon introduit et proliféré dans les
« tissus détermina autour de lui une irritation assez
« analogue à celle que crée un corps étranger. Cette
« irritation réactionnelle des tissus aboutit à la pro-
« duction de vraies tumeurs au milieu desquelles se
« trouve le parasite ; la tumeur est *dure, dense* au
« début, et peut même rester longtemps dans cet état,
« comme le prétend Israël ; mais la plupart du temps
« elle suppure assez promptement. C'est alors que les
« colonies actinomycétiques renfermées dans la masse
« première sont mises pour ainsi dire en liberté par
« désintégration et fonte de ses parois ; celles-ci, dures
« et défensives tout d'abord, et formant obstacle aux
« invasions successives du champignon, sont bientôt
« détruites et emportées par le pus, qui favorise ainsi

« le mode de progression de *l'actinomyces*. L'inflam-
« mation suppurative, en s'ouvrant à l'extérieur, éli-
« mine bien en partie le parasite ; mais, en dissociant
« les tissus, en dissolvant la barrière fibreuse formée
« par eux et pour leur défense autour des colonies
« parasitaires, elle crée, d'un autre côté, la voie facile
« pour leur propagation dans la profondeur. Plus
« tard aussi des *infections mixtes* se surajoutent à
« l'action irritante du parasite, pour déterminer de
« nouveaux abcès, de nouveaux décollements ouvrant
« encore la marche de l'actinomycose. L'aspect de la
« lésion initiale, formée d'une ou de plusieurs poches
« dures ou suppurées, mais isolées encore et dis-
« tinctes, est alors profondément modifié. Des fusées
« lointaines, de l'œdème inflammatoire à distance,
« des fistules multiples, des cicatrices à côté ou au
« milieu de foyers en pleine activité, des désordres
« secondaires sur les os avec séquestres et nécrose,
« donnent l'impression d'un tableau clinique com-
« plexe, au milieu duquel il serait impossible de se
« débrouiller, si on n'avait pas l'issue des *actinomyces*
« par les fistules pour se guider. Et nous ne parlons
« ici, bien entendu, que de l'actinomycose des
« maxillaires, l'aspect symptomatique étant bien plus
« obscur encore si l'on envisage les localisations
« viscérales, thoraciques ou abdominales du cham-
« pignon.

« Du reste, si la propagation de l'actinomycose se

« fait ordinairement et de la façon que nous venons
« d'indiquer, de proche en proche, par envahissement
« successif des tissus, il est bien démontré aussi que
« parfois les allures sont beaucoup plus infectieuses
« et que le champignon doit emprunter la voie san-
« guine pour donner lieu à une véritable généralisa-
« tion, à une véritable métastase. On trouve alors
« des *actinomyces* dans tous les viscères, le foie, les
« reins, le cerveau, comme pour une généralisation
« sarcomateuse et cancéreuse.

« L'étude analytique des accidents actinomycétiques
« montre la *grande analogie de ces lésions avec les*
« *lésions tuberculeuses, soit comme marche, soit comme*
« *pronostic.* Comme pour la tuberculose, il faut dis-
« tinguer des *lésions localisées* et des *lésions diffuses*
« tendant à la généralisation... (1). »

Les caractères de l'actinomycose des mâchoires
s'appliquent également aux régions du cou et de la
nuque.

On a plus d'une fois méconnu l'actinomycose de la
face. Tilanus rapporte l'histoire d'une jeune dame,
dont la joue gauche présenta une ulcération, que
l'on prit, tout d'abord, pour une *ulcération syphilitique.*
L'évolution n ayant pas confirmé ce diagnostic, on
se rejeta du côté de l'*épithélioma ;* puis on crut à de
la *tuberculose,* jusqu'à ce qu'enfin le microscope vint
démontrer la nature actinomycosique de l'affection.

(1) Rochet, *Gaz. hebd. de méd. et chir.,* 1893, p. 149.

Dans le cas, si intéressant au point de vue du diagnostic, et si remarquable quant au traitement, rapporté par MM. Darier et Gautier, c'est encore une actinomycose de la face qui a donné lieu à un diag-

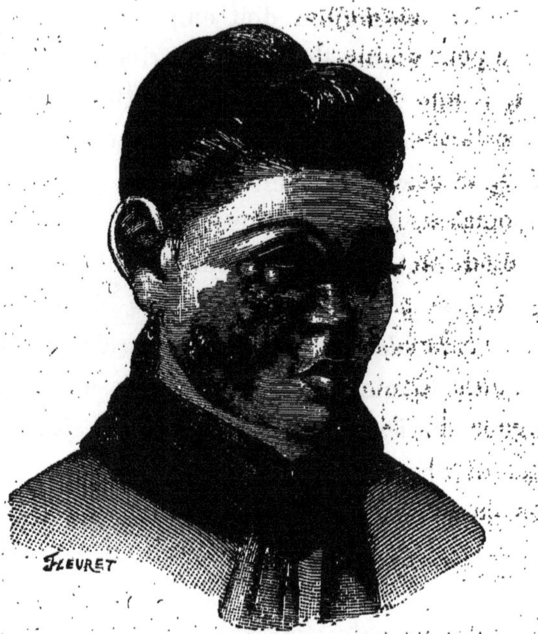

Fig. 16. — (D'après la photographie du mémoire de
MM. Darier et Gautier).

nostic délicat. « La lésion, de diagnostic difficile, dit M. le Dr Gautier, fut prise d'abord, par M. le professeur Fournier, pour un lupus de forme rare, et reconnu dans la suite par son chef de laboratoire, M. Darier, après examen microscopique, comme étant un cas d'actinomycose. M. Darier a trouvé dans le pus de petits grains opaques d'un blanc jaunâtre, qui lui ont permis de cultiver l'*actinomyces*. Les principaux signes de la maladie, qui recouvrait la joue droite tout entière, depuis le bord du maxillaire inférieur jusqu'à la paupière, étaient un gonflement notable, avec des nodules suppurés, et avec adhérence des parties enflammées aux tissus et aux os sous-jacents. La coloration était la même que celle du *lupus* tuberculeux ou vulgaire, et la douleur était très vive. » (Fig. 16).

Ce n'est pas la seule fois que l'actinomycose a été prise pour du lupus ; Bertha rapporte un cas observé à la clinique de Wolfler, où une petite nodosité apparut sur le dos de la main chez un malade ; cette nodosité devint parcheminée et prit l'aspect d'un lupus.

On voit déjà les difficultés du diagnostic dans certains cas d'actinomycose à manifestations externes ; il en est de même pour l'*actinomycose de la langue*, où les nodules ont été pris pour des *gommes*, du *tubercule*, du *cancer*.

On doit s'attendre à de bien plus grandes difficultés encore, quand on a affaire à une lésion du domaine de la pathologie interne, c'est-à-dire à l'actinomycose thoracique ou abdominale. Ici, en effet, on ne pourra poser sûrement le diagnostic, que quand ces affections auront provoqué une manifestation externe de la maladie (expectoration, carie osseuse, abcès pariétal, etc.).

L'actinomycose thoracique est facilement confondue avec la *tuberculose*, la *broncho-pneumonie*, la *pleurésie purulente*. En effet, si on passe rapidement en revue les symptômes de l'actinomycose pulmonaire, on voit qu'elle se présente avec de la fièvre, de la toux, une expectoration plus ou moins abondante, souvent fétide, de la douleur dans le côté atteint, des sueurs nocturnes, un amaigrissement progressif, de l'anorexie et une terminaison presque toujours fatale dans le marasme. On note la fièvre dans presque tous les cas, et c'est ordinairement un des premiers symptômes ; elle est continue, mais d'un type irrégulier ; la toux est également continue ; quant à l'expectoration, elle varie : dans certains cas, elle est très abondante ; souvent, elle est fétide ; parfois, elle est sanguinolente. La douleur dans le côté atteint est constante. Des sueurs profuses sont mentionnées dans nombre de cas. L'amaigrissement est progressif et souvent il devient extrême ; quelquefois le malade a un aspect typhique. S'il y a des cavernes purulentes dans le parenchyme pulmonaire, on peut observer les symptômes d'une pyémie chronique, avec frissons répétés. Les signes physiques varient selon l'état du poumon : signes de bronchite, souvent d'induration, quelquefois de cavernes ou d'empyème. La durée est de quatre à six mois ; le pronostic est presque toujours fatal. On le voit, le tableau de la tuberculose à marche rapide est au grand complet ; rien n'y manque, sinon les hémoptysies, qui sont assez rarement observées ; le D‌r Lumniczer (de Buda-Pest) a cependant vu un cas où ce symptôme était manifeste. La différence des deux maladies n'est que dans le germe parasitaire : ici, *actinomyces* ; là, bacille de Koch ; seul, le microscope peut trancher la question.

Dans sa première observation, M. Netter crut devoir songer au cancer ; ne trouvant les symptômes de localisation cancéreuse ni dans l'œsophage, ni dans le rachis, ni dans les poumons, il crut devoir se rallier ensuite au diagnostic d'anévrysme de l'aorte descendante. A l'autopsie, on trouva un vaste foyer actinomycosique prévertébral (Pages 122-123).

M. Netter a rendu service en insistant sur la pleurésie séro-fibrineuse peu abondante, qui masque l'évolution de l'actinomycose thoracique. C'est l'état général fâcheux persistant et disproportionné avec l'état local qui met sur la voie du diagnostic.

L'actinomycose abdominale est prise pour une fièvre typhoïde, une appendicite, une typhlite, un phlegmon iliaque, etc.

L'actinomycose du pied enfin, ou maladie de Madura, a été longuement méconnue ; ce n'est que dernièrement qu'on en a reconnu la nature probable.

§ II. — *Diagnostic histologique.*

L'examen microscopique seul peut démontrer la

nature actinomycosique des lésions dont il est ici question ; — il reste à déterminer sur quoi doit porter cet examen, — où il faut chercher les produits caractéristiques de la maladie — et quelles sont les causes d'erreur à éviter.

On a rencontré l'*actinomyces* dans le pus des abcès, au sein des tissus, dans les produits de l'expectoration, dans les selles, dans les urines.

Dans le pus des abcès, que l'on ouvre, ou qui s'ouvrent spontanément, si l'on a affaire à un pus peu abondant, épais, mêlé de grumeaux, et si l'on voit dans le liquide de petits grains de la dimension d'une tête d'épingle ou plus petits, grains jaunes, blanchâtres ou noirâtres, on devra toujours penser à de l'actinomycose ; et, le plus souvent, le diagnostic sera confirmé par l'examen microscopique *immédiat*. Il faut insister sur ce dernier point, car le champignon rayonné s'altère très vite ; et on peut, dès le lendemain, ne plus retrouver l'aspect caractéristique des massues. — Pour ces préparations extemporanées, la simple dissociation dans le liquide purulent suffira à montrer les renflements ; le mieux est de ne pas employer de réactifs ; les filaments, du moins les jeunes, ne sont que trop sensibles aux agents chimiques.

Au sein des tissus, l'*actinomyces* est déjà plus difficile à reconnaître : — on saura que toujours il est entouré d'une zone de cellules embryonnaires ; — et ce n'est parfois qu'au bout de coupes nombreuses qu'on arrive à le découvrir. Les bourgeons charnus en contiennent parfois de beaux spécimens, comme dans le cas relaté page 47 (Augier).

Dans l'actinomycose pulmonaire, on peut retrouver dans l'expectoration les filaments renflés caractéristiques (P. 96). Il serait important qu'on en fît toujours le diagnostic d'avec la tuberculose. Dans neuf cas d'actinomycose pulmonaire, rapportés par le Dr Hodenpyl, de New-York, le diagnostic fut porté pendant la vie ; — mais un détail ignoré encore, c'est la période de la maladie à laquelle les champignons commencent à se montrer dans l'expectoration. On ne peut donc, jusqu'à présent, déterminer le moment où il convient de les rechercher en pareil cas ; le mieux sera de multiplier les examens, car les faits sont aujourd'hui nombreux, où l'examen des crachats a montré l'existence de l'*actinomyces*; et il est vraisemblable d'admettre que toujours le parasite doit s'y trouver mêlé à un moment donné, sauf dans certaines circonstances peut-être, où la maladie est peu avancée ou très limitée. — Puisque la découverte de l'actinomycète est le seul moyen de porter le diagnostic d'actinomycose, et que la maladie s'attaque assez souvent au poumon, il faut se rappeler qu'elle ressemble presque toujours cliniquement à la tuberculose pulmonaire. Il est possible, et même probable, que c'est une affection plus fréquente qu'on ne croit généralement ; il est donc sage et prudent, dans les examens journaliers, de ne plus se borner à la recherche du bacille de Koch, de songer davantage à la possibilité de rencontrer l'*actinomyces* et d'examiner de plus près les produits supposés tuberculeux.

On pourra encore trouver l'*actinomyces* dans l'expectoration, sans qu'il y ait actinomycose pulmonaire : c'est dans le cas où l'affection reste localisée aux bronches ; on n'en connaît, jusqu'à présent, qu'un seul exemple, c'est celui de Canali : la malade présentait des signes de bronchite chronique, de la fétidité des crachats ; ceux-ci furent trouvés contenir en grand nombre les éléments parasitaires caractéristiques de l'actinomycose (Fig. 7) ; on ne put découvrir aucun signe de lésions du parenchyme pulmonaire.

Dans certains cas, l'examen des selles a fourni la preuve d'actinomycose intestinale ; et on a constaté, plusieurs fois aussi dans les urines, les renflements caractéristiques (cas de Zemann, Ransom, etc.).

Il ne suffit pas de rechercher l'actinomycose au microscope ; — il faut se rappeler qu'il y a des causes d'erreur à éviter.

Tout d'abord, à propos de la tuberculose, il peut y avoir *coexistence* des deux affections ; le Dr Herbert Snow en a rapporté un remarquable exemple, ainsi qu'on a pu le voir pages 102 à 106.

On a vu aussi l'actinomycose présenter, une seule fois il est vrai, et chez un animal, les allures d'une *pseudo-tuberculose miliaire aiguë*.

Dans un cas observé par Pflüg, « les poumons, seuls organes atteints chez une vache devenue malade rapidement et abattue en raison des progrès de la dyspnée, se montrèrent parsemés d'une multitude de petites nodosités, en forme de tubercules miliaires ou même plus petites. Ces nodosités étaient visibles à travers la plèvre, saine d'ailleurs, qu'elles soulevaient légèrement. Sur la coupe du poumon, on les trouvait en quantité innombrable ; toutefois, le parenchyme avait conservé sa perméabilité à l'air ; il existait seulement un peu d'induration du tissu conjonctif interalvéolaire et interlobulaire. Les granulations, fermes, présentaient une teinte grisâtre, un aspect translucide ; aucune d'elles, même parmi les plus volumineuses, atteignant les dimensions d'une grosse graine de pavot, ne montrait de ramollissement central, ni de dégénérescence ; toutes offraient l'aspect du tubercule gris, tel qu'il a été tant de fois décrit. Or, *au centre de ces « tubercules »*, *l'examen microscopique montrait les masses rayonnées de l'actinomycose.* » Ce cas n'a pas encore été rencontré chez l'homme, mais il ne faudrait pas s'étonner qu'on le signalât un jour.

Israël et, après lui, Afanassiew ont décrit des masses de *leptothrix*, simulant absolument l'actinomycose. Ces leptothrix peuvent se développer au sommet des papilles buccales, en systèmes rayonnés ; et ces masses, détachées et rejetées avec l'expectoration, ressemblent parfois à l'actinomycose et ont reçu à cause de cela le nom de *faux actinomyces*. — M. Roussel, dans sa thèse inaugurale (1891), n'admet pas qu'on puisse commettre cette confusion; on peut, en effet, différencier les deux champignons en ce que les *leptothrix* présentent des cellules épithéliales autour de leurs centres, n'ont pas d'extrémités en massues à l'extrémité des filaments ; et, ce qui tranchera la question, c'est l'épaisseur et la structure plus grossière des filaments du *leptothrix*, comparées à la délicatesse des filaments capillaires de l'*actinomyces*.

Lœsch a appelé l'attention sur une autre *pseudo-actinomycose*, caractérisée par un champignon non ramifié et plus petit, qu'on rencontrerait parfois : quelques critiques croient que ce sont simplement des amas de *cristaux de leucine*.

M. Firket, dans sa traduction du *Traité de microscopie clinique* de Bizzozero, rapporte un fait d'un autre genre, qui montre une fois de plus la nécessité absolue de l'examen microscopique, même quand on trouve des grains jaunes :

« Le 4 septembre 1884, M. le Dr Hicguet (de Liège) soumit à notre examen une petite tumeur kystique, du volume d'une grosse amande, à laquelle adhérait du tissu musculaire ; n'ayant pas, à ce moment, de renseignements sur l'origine de ce kyste (il s'agissait d'un hygroma de la bourse séreuse sous-hyoïdienne de Boyer), on incisa la poche où se trouvaient, avec un peu de liquide louche, pas franchement purulent, une vingtaine de petites concrétions qui attiraient immédiatement l'attention ; c'étaient de petits grains d'un jaune vif, très légèrement orangé, dont le volume était à peu près celui d'un grain de millet ; leur forme était en général arrondie, leur surface un peu irrégulière, de sorte qu'ils restaient le plus souvent fixés par ces petites aspérités à la surface de la membrane kystique, d'où ils se détachaient d'ailleurs avec la plus grande facilité, sous l'influence d'un simple filet d'eau. La couleur, les dimensions, l'aspect général de ces grains, étaient absolument ceux des grains d'*actinomyces* ; leur consistance, peut-être un peu plus ferme, ne dépassait pas celle de certaines masses actinomycotiques infiltrées de sels calcaires.

« Or, l'examen microscopique montra qu'il s'agissait de concrétions d'une tout autre nature.

« La grande masse était formée de *cristaux de cholestérine*, réunis par quelques faisceaux conjonctifs, où l'on retrouvait des amas de granulations graisseuses en forme de corpuscules de Glüge et quelques granulations calcaires ; nulle part il n'existait d'*actinomyces*. »

Une dernière pseudo-actinomycose du poumon, c'est l'*aspergillus niger*, qui, dans le cas suivant de M. Wheaton, a simulé l'actinomycose pendant toute la durée de la maladie, et même jusque sous le microscope (*The British med. Journ.*, 24 mai 1890). — Le malade, âgé de deux ans et demi, présente des signes d'induration à la base du poumon droit en avant, et du sommet en arrière. Huit jours après, des signes de ramollissement apparaissent à la base du poumon droit, en arrière. Onze jours après son entrée, une tache blanche apparaît du côté gauche de la base de la langue ; la température, qui, auparavant ne dépassait pas 37°4, monte à 38°4, continue à monter jusqu'au trentième jour, où elle atteint 40°4, et plus tard 40°8. La tache blanche s'étend graduellement sur toute la langue et rapidement sur le voile du palais ; une ulcération à base grisâtre apparaît audevant de la mâchoire inférieure. L'enfant meurt seize jours après son entrée.

A l'examen nécroscopique, les trois quarts inférieurs du poumon droit étaient indurés. Les parties indurées étaient d'une coloration jaunâtre, avec des endroits verdâtres et criblés de petites cavités. Autour des îlots d'induration, il y avait beaucoup de petits points de coloration orange, comme des grains de moutarde, qu'on pouvait cueillir avec la pointe d'un couteau. A la partie postérieure de la base du poumon se trouvait une cavité à parois irrégulières, de couleur noire ; cette cavité communiquait directement avec la bronche droite. Dans la bronche principale, plusieurs points blancs, comme ceux de la langue. Le poumon gauche contenait des parties

broncho-pneumoniques disséminées et quelques granulations de coloration orange. En examinant les
produits de grattage du poumon, on trouva de nombreux corpuscules en rosette, insolubles dans les
acides et les alcalis, ainsi que des fragments de mycélium de champignons. On découvrit que les taches
blanches de la bouche étaient le mycélium d'un champignon appelé *aspergillus niger*, qui supportait des
fructifications et émettait des hyphas, à l'extrémité
desquels des rosettes de spores se développaient. En
faisant des coupes selon la méthode de Gram, on trouvait l'aspect caractéristique de l'actinomycose. Par
une recherche attentive, on trouva quelques tubercules dans le poumon et les ganglions mésentériques.

Le cas était intéressant à cause du caractère particulier des lésions tuberculeuses, de la ressemblance
étroite avec l'actinomycose aux deux examens à l'œil
nu et au microscope, et le fait des lésions développées surtout à la base du poumon.

Il serait intéressant de savoir si le champignon fut
la cause de cette haute température, ou si ce fut une
simple coïncidence.

Des cultures sur gélatine, faites par le Dr Copeman,
ont donné un champignon semblable, croissant lentement et ne liquéfiant pas le milieu de culture.

Il était intéressant de grouper ces diverses causes
d'erreur à propos du diagnostic de l'actinomycose,
afin de bien démontrer que l'examen microscopique

des produits morbides, et en particulier des crachats, n'est pas sans difficulté : les livres de microscopie clinique ne les signalent pas encore suffisamment ; il semble cependant que, pour le sujet, dont il est ici question, cette ressemblance de structures variées avec le *ray-fungus* est d'une importance pratique considérable dans l'examen des produits de l'expectoration.

Ce court aperçu doit encourager à ne jamais négliger l'examen microscopique ; et celui-ci contribuera certainement à rendre plus fréquentes les relations des cas d'actinomycose, trop souvent passés inaperçus jusqu'ici.

CHAPITRE V

PRONOSTIC

La *marche* de l'actinomycose est généralement chronique; sauf les cas assez rares où le début est brusque, l'affection a des allures lentes, traînantes. Elle dure des mois et des années, surtout dans les formes localisées au tégument externe. Elle peut présenter de longues et trompeuses périodes de rémission, et manifester tout d'un coup son réveil par une poussée aiguë : ces poussées, qui l'entrecoupent souvent, sont presque toujours dues à des complications ou à l'infection de l'organisme par des éléments étrangers : MM. Babès et Ullmann ont d'ailleurs décrit plusieurs associations bactériennes de l'*actinomyces*; et ces auteurs se demandent si l'*actinomyces* seul peut produire les grands abcès et la généralisation désormais connus dans l'actinomycose humaine.

Sa *durée* est difficile à préciser, car souvent le début passe inaperçu. Elle dépend, d'ailleurs, de tant de circonstances, qu'elle varie forcément avec chaque malade.

La *terminaison* a été longtemps tenue pour funeste, du moins quand l'actinomycose était abandonnée à elle-même. — Ce pronostic semble aujourd'hui un peu moins rigoureux, depuis que nos moyens d'action se sont étendus, et l'on considère cette maladie comme curable dans bon nombre de cas. — Il va sans dire, néanmoins, que, dans les cas d'actinomycose viscérale, des organes abdominaux, thoraciques ou intra-craniens, le pronostic sera plus réservé que dans les cas d'actinomycose de la peau, des mâchoires et de la face. Cela est évident *a priori*. Depuis qu'on connaît mieux, et partant qu'on cherche mieux la maladie et ses manifestations absolument « caméléonesques », selon l'expression de Cart, on a publié un grand nombre de cas de guérison, par un traitement chirurgical énergique, alors surtout que les lésions sont encore contenues dans la bouche ou dans son voisinage.

Comme pour la tuberculose, il faut distinguer, au point de vue du pronostic, écrit M. le Dr Rochet, « des *lésions localisées* et des *lésions diffuses* tendant à la généralisation. Avec les lésions localisées, et localisées sur un organe d'importance vitale secondaire, on a un pronostic favorable; et une intervention large, portée au delà des limites du mal, aura chances sérieuses d'être curative... Les lésions sont-elles diffusées au loin, au contraire, frappent-elles des organes essentiellement vitaux, comme le poumon, le tube digestif, le foie, etc., le tableau est tout à fait différent et très sombre alors, car c'est celui des tuberculoses viscérales ou généralisées ; et, ici, les interventions sont le plus souvent palliatives seulement. »

Les cas d'actinomycose abdominale ne sont cependant pas tous mortels, aujourd'hui que la laparotomie peut intervenir ; en général, on peut dire que, à part les cas où il y aura des métastases dans les organes profonds, et chaque fois que le foyer sera accessible, on arrivera à enrayer la marche de la maladie. Mais c'est à la condition formelle qu'un diagnostic précoce soit posé ; et celui-ci devient de plus en plus facile à mesure que l'usage du microscope se répand davantage.

Même dans les cas où la lésion est inaccessible aux moyens ordinaires, on pourra recourir au traitement de Thomassen par l'iodure de potassium, lequel a donné à M. Meunier (de Tours) et à M. Netter des succès remarquables, qu'on peut ajouter à ceux obtenus par les vétérinaires chez les animaux.

Il importe de le dire, d'ailleurs, presque tous les cas d'actinomycose, en France du moins, reconnus comme tels, ont guéri. (Il faut en excepter seulement le fait rapporté par M. L. Dor, dans lequel il y avait

propagation au poumon. La malade est sortie de
l'hôpital dans un état sensiblement comparable à
celui qu'elle présentait à son entrée.)

En résumé, il paraît illogique d'entretenir cette
idée que l'actinomycose est une affection qui ne pardonne pas.

A l'étranger, d'ailleurs, on commence à revenir de
la sévérité première du pronostic ; c'est ainsi que le
15 juin 1892, au 21e Congrès de la Société allemande
de chirurgie, MM. Schlangue (de Berlin), Garré (de
Tubingue) et von Eiselberg (de Vienne), s'appuyant,
d'un côté, sur 30 observations sans mort, de l'autre,
sur 20 cas avec deux morts seulement, en sont arrivés
à rendre le pronostic moins sombre ; M. Schlangue
est d'avis que, pour ne pas être entraîné à des opérations
graves et inutiles, il importe de savoir que l'actinomycose peut guérir spontanément par voie de suppuration et de fistules, et qu'en tout cas, pour favoriser
cette tendance à la guérison, on peut se contenter
d'opérations simples, telles que l'incision et le grattage des foyers actinomycosiques ; à l'appui de
cette manière de voir, il a présenté plusieurs malades opérés et restés guéris depuis plusieurs
années, entre autres une actinomycose du voisinage
de l'utérus.

M. Garré émet l'avis que cette bénignité relative peut
s'expliquer de deux manières :

1° Par l'action funeste exercée sur le champignon de l'actinomycose par l'arrivée, dans le foyer morbide, de microbes différents (infection mixte) ;

2° Par l'arrivée de l'air à la suite des incisions et son action défavorable sur un champignon anaérobie.

Ajoutons un troisième et principal argument, celui de la puissante efficacité de la médication iodurée, dont l'avenir semble mieux assuré que celui des interventions chirurgicales, dans un grand nombre de cas et pendant une longue période de l'évolution du processus actinomycétique.

CHAPITRE VI

ÉTIOLOGIE ET PROPHYLAXIE

L'actinomycose est une maladie infectieuse, produite par l'*actinomyces bovis*; ce rapport causal est un fait absolument incontestable ; il reste à déterminer d'où vient le parasite et quelle voie il suit pour pénétrer dans l'organisme. Si l'origine de l'*actinomyces* était bien connue, il serait facile d'en déduire des règles prophylactiques pour se mettre à l'abri de cette maladie : c'est l'opinion de tous les auteurs, de M. le professeur Nocard entre autres, qu'il faut s'attacher à connaître exactement la biologie du parasite pour arriver à un mode rationnel de prophylaxie.

Malheureusement, nos connaissances sur ce point sont encore rudimentaires. Si on dépouille les très nom-

breuses observations d'actinomycose publiées, on est
surpris de voir que, bien souvent, aucune circonstance
étiologique n'est rapportée; d'autres fois, on signale
un traumatisme comme début de l'affection; ailleurs,
on suspecte l'alimentation; ici, c'est une plaie acciden-
telle; là, c'est un corps que le malade a avalé par mégarde, ordinairement un fragment de graminée, etc.
Ces diverses hypothèses méritent d'être examinées.
Trop souvent il arrive qu'on ne reconnaît aucune
cause appréciable à l'affection : les malades ne rappellent aucun souvenir étiologique qui puisse mettre
sur la voie d'un mode d'infection ; dans ces cas évidemment on en est réduit à de pures suppositions.

§ I. — *Part du traumatisme.*

Une première origine, que l'on retrouve dans plusieurs observations, est le traumatisme.

Il paraît étrange tout d'abord qu'un trauma puisse
faire éclore dans l'organisme une maladie parasitaire, à
moins d'admettre que le traumatisme a donné un coup
de fouet à l'évolution du parasite, qui existait peut-
être à l'état latent, pour ainsi dire, et n'attendait
qu'une occasion favorable pour se développer. — Le
traumatisme créerait peut-être en ces cas un *locus minoris resistentiæ*, que l'on croit nécessaire à la pullulation rapide de l'*actinomyces*. Boström, depuis longtemps, avait émis l'opinion que les difficultés que l'on

éprouve à réussir les inoculations d'actinomycose aux animaux tiennent à la réaction trop énergique des tissus, et qu'on y arrive plus facilement en introduisant en même temps des corps étrangers irritants; en un mot, en affaiblissant le degré de résistance de l'économie vis-à-vis du parasite. Le traumatisme semblerait donc suffire à produire ce lieu de moindre résistance; — mais il faut, en outre, la présence du champignon : — ce dernier s'introduit-il à la faveur du traumatisme? Le fait est possible, mais n'est pas encore prouvé.

Dans le cas d'Hochenegg, par exemple, un forgeron reçoit un marteau pesant 10 à 12 kilogrammes dans la région hypogastrique. Il reprend son travail quinze jours après, se croyant guéri. — Neuf mois plus tard apparaît une tuméfaction au-dessus de la symphyse pubienne, avec violentes douleurs abdominales, et il se forme un abcès consécutif : le pus contient des grains d'actinomycose. On ne voit pas bien, dans cette observation, la porte d'entrée du parasite; il est vrai qu'on ne dit pas si le traumatisme s'accompagna de plaie ou se borna à une contusion; on ne dit pas non plus si le blessé a fait usage de topiques moisis, dans quel état se trouvaient ses vêtements, ni la paillasse sur laquelle il dormait : il y a là une lacune regrettable qui justifie tous les doutes.

Dans le cas de Ponfick, au sujet de la femme Deutschmann, il est rapporté que la malade se fit une blessure au pouce gauche, et que — trois ans après seulement — apparurent des foyers d'actinomycose à la région cervicale droite ! Ponfick admet une relation entre ces deux faits ; mais Israël discute cette origine : il fait justement remarquer que, « les premières manifestations de la maladie se trouvant au côté droit du cou, il est très difficile d'établir une relation avec la coupure du pouce gauche ; que, d'autre part, il y a tout près mille et une portes d'entrée, dont les principales dans les cavités buccale et pharyngée. » Ici donc, pas plus que dans le premier cas, les renseignements ne sont suffisamment démonstratifs pour admettre l'influence étiologique du traumatisme.

Dans un troisième cas, rapporté par M. le professeur Roux, de Lausanne (voir p. 60), on trouve que le malade, à l'âge de dix ans, tomba d'un char et que la mâchoire frappa contre une pierre ; à partir de ce moment, il y eut des maux de dents continuels ; et, à plusieurs reprises, il se forma de petites tumeurs imputées au mauvais état du système dentaire. On pourrait admettre ici que le traumatisme a créé la porte d'entrée au parasite ; mais, d'un autre côté, le laps de temps très long écoulé entre l'accident et l'apparition de la tumeur actinomycosique, intervalle de vingt-huit ans, suffirait pour faire suspecter la relation de cause à effet qu'on voudrait établir entre ces deux faits ; il est vrai d'ajouter que, dans le cas particulier, plusieurs fois il s'était produit de petites tumeurs attribuées à une dentition défectueuse, et dont l'examen microscopique aurait peut-être démontré la nature actinomycosique. Ici encore, l'incertitude s'impose.

Dans tous les autres cas d'origine prétendue traumatique, les renseignements ne sont pas plus précis et ne permettent aucune conclusion affirmative ; le cas le plus probant peut-être est celui que rapporte Israël, où on note, trois mois avant l'apparition des accidents, une chute sur le rebord d'un meuble, dans une chambre humide, dont les murs étaient recouverts de moisissures, qui auraient pu contenir le champignon rayonné.

Vouloir faire une part au traumatisme, c'est reculer jusqu'à l'époque où la gale était attribuée « à un vice du sang ! »

Le traumatisme et l'actinomycose peuvent coexister ; ils sont dans des relations de coïncidence, et nullement dans des relations de cause à effet.

§ II. — *Contact avec les bestiaux.*

Depuis longtemps on a émis l'idée que l'actinomycose provenait des bestiaux ; — on sait, en effet, que l'affection n'est pas rare chez les bovidés ; de là à l'idée de contagion chez les personnes habituellement en rapport avec le bétail il n'y a qu'un pas, qui fut bientôt franchi. — Et, de fait, quand on compulse les observations cliniques, on trouve un certain nombre de cas d'actinomycose chez des laboureurs, des cochers, des valets de ferme, etc.

L'attention du public médical était depuis peu attirée sur ce point, lorsque Hartmann, en 1887, signale un cas d'actinomycose du nez et rapporte une circonstance étiologique très intéressante : le sujet avait mission, chaque jour, de presser un abcès du cou chez un bœuf pour en faire sortir le pus ; ici, l'inoculation semble facile à admettre : le jeune homme, au dire de ses parents eux-mêmes, se sera inoculé en portant les doigts au nez, ou en ayant par mégarde reçu une goutte de pus au visage pendant qu'il se livrait à ces manipulations.

En 1888, Glaser, dans sa thèse inaugurale, rapporte un cas d'actinomycose abdominale chez un homme qui soignait les bestiaux ; l'inoculation est moins précise dans ce cas, et l'auteur se borne à émettre l'opinion qu'elle aurait eu lieu par une érosion de la paroi abdominale.

La même année, deux médecins brésiliens, Bulhoes et Magalhæs, publient un cas d'actinomycose thoracique chez un mulâtre de vingt-deux ans, qui passait sa vie à surveiller les bœufs et les moutons chez un éleveur.

Le cas de Luhrs, en 1889, a trait à un laboureur qui contracta une actinomycose de la nuque après avoir pris l'habitude de faire passer sur le cou, en travaillant, une lanière de cuir. Cette lanière servait probablement aussi à l'attelage des chevaux ou des bœufs, ou du moins était mêlée, à l'étable, avec les traits composant le harnachement de ces animaux, d'où l'infection aura pu se faire par contact journalier avec ces divers objets.

Bien curieux aussi est le cas de Maydl, cette même année : il se rapporte à une actinomycose de la langue chez un employé qui feuilletait souvent des passeports de bestiaux, dans un poste où avait lieu un transbordement constant de ces animaux, et qui avait la mauvaise habitude d'essuyer son pouce sur le dos de sa langue ; il s'y développa des rhagades fort douloureuses, suivies d'un abcès actinomycosique, de la grosseur d'un pois, qu'il fallut exciser, ce dont il guérit d'ailleurs très bien.

En 1890, M. le Dr Guder publie une observation d'actinomycose du maxillaire inférieur chez un campagnard de vingt-sept ans, chargé de soigner les animaux ; parmi ceux-ci se trouve un cheval qui a des « boules par tout le corps ». Le malade a, de plus, l'habitude de chiquer du tabac.

Enfin, dans les deux cas observés par M. Poncet en 1892 et 1893, ce mode de contagion par les bestiaux ne paraît pas douteux, pour le dernier surtout. « Il semble chez lui, écrit M. Poncet, que l'infection se soit produite par l'intermédiaire de bêtes à cornes actinomycosiques. Il a notamment cautérisé au fer rouge une génisse, qu'il a du reste guérie et qui portait au maxillaire inférieur une tumeur sur la nature de laquelle il ne semble pas qu'on puisse avoir de doutes. Il nous a, d'autre part, raconté que ce genre de tuméfaction des mâchoires n'était pas rare dans son pays, où ces tumeurs sont connues sous le nom de « harpes ». — Semblable expression, ajoute M. Poncet, nous avait été indiquée lors de l'enquête que nous avions faite à propos de notre première malade, qui habitait la Savoie... » Ce second malade a pu constater par lui-même le caractère contagieux de cette affection pour ses bestiaux ; et il dit qu'il se pourrait bien qu'il ait pris son mal en pansant ceux-ci, les précautions de propreté qu'il prenait après le pansement étant assez sommaires.

Dans les relations qui précèdent, et dont les conditions étiologiques sont particulièrement intéressantes, il ne semble pas y avoir doute sur le mode d'infection ; celle-ci s'est faite à la faveur d'une excoriation cutanée et muqueuse ; le fait n'est pas rare à la langue, au cou, etc. ; il est moins fréquent peut-être sur l'abdomen, comme dans le cas de Glaser.

L'idée que l'homme contracte l'actinomycose dans ses rapports journaliers avec le bétail est sans doute séduisante et satisfait l'esprit dans une certaine mesure ; mais il faudrait, pour généraliser cette hypothèse, retrouver dans tous les cas ces rapports fréquents avec les animaux ; or, c'est l'exception ou tout au moins le petit nombre..... Il a donc fallu chercher ailleurs une interprétation meilleure ; et l'on s'est demandé si l'homme ne pourrait pas s'infecter aux mêmes sources que le bœuf, directement et sans intermédiaire. — On est ainsi conduit à examiner où les animaux prennent le parasite et à envisager la question de l'infection par les plantes.

§ III. — *Étiologie par les plantes.*

Dans certains cas de pseudo-épidémie, chez les bœufs d'une même étable ou d'un même pâturage, on avait cru d'abord que le premier malade contaminait les autres ; mais, comme le fait judicieusement observer M. le professeur Nocard, « la multiplicité des malades peut aussi s'expliquer, et tout aussi bien, si l'on admet que le parasite pénètre dans l'organisme animal, soit avec les éléments liquides ou solides, air et aliments étant identiques pour tous les animaux de la même étable ou de la même pâture. » Il faut donc rechercher le véhicule du champignon rayonné. Les aliments herbacés, le fourrage, les céréales ont été incriminés comme servant d'hôte au parasite.

Curtze a vu du bétail, nourri de plantes fourragères venues sur une terre fraîchement défrichée, être décimé par la maladie ; — les terres et prairies humides sembleraient aussi favorables à sa propagation ; —

d'ailleurs, comme l'a fait remarquer M. Septimus
Gibbon au Congrès international d'hygiène de Londres
en 1891, les fermiers et les bouchers s'accordent à
dire que l'actinomycose est surtout fréquente dans les
régions humides et pendant les années pluvieuses. —
— D'autre part, un vétérinaire danois, M. Jensen, dit
avoir observé à Seeland une épidémie due à l'alimentation par du seigle poussé sur un terrain abandonné
par la mer; — on retrouvait d'ailleurs les parasites
dans les cryptes amygdaliennes des animaux infectés.

Les grains d'orge, les épis de blé sont communément
regardés comme les agents habituels de l'infection.

Johne a retrouvé les actinomycètes à la surface des
grains d'orge.

Pye-Smith (Société royale de méd. et de chir. de
Londres, 10 nov. 1891) accuse l'orge et le blé; il ne
croit pas, du reste, que la contagion se fasse des animaux infectés à l'homme et par le moyen de viandes
malades, mais bien directement par les céréales
dont l'homme peut faire usage. L'infection du bétail
se ferait par la bouche, la langue, les amygdales,
le voile du palais, le pharynx, et se produirait grâce
aux excoriations que détermine souvent le fourrage,
mêlé fréquemment de plantes plus ou moins piquan-
tes. D'ailleurs, on a vu d'assez nombreux exemples de
développement de graines de végétaux supérieurs
dans la cavité buccale, surtout chez les ruminants (1).

(1) Le fait le plus curieux peut-être, à ce point de vue. est

Il n'est donc pas étonnant qu'une parcelle de graminée, une graine, etc., puissent se fixer dans un
des nombreux et anfractueux replis de la cavité buccale, et y apporter un parasite, qu'on verra germer et
évoluer ensuite à un moment donné.

D'ailleurs, les faits sont là pour démontrer cette
étiologie ; Piana a publié un cas d'actinomycose linguale d'origine évidemment végétale, puisque, dans
la fistule, on a retrouvé la barbule d'orge recouverte
d'*actinomyces*.

Ce fait s'est reproduit plusieurs fois chez l'homme.

En 1883, Soltmann rapporte l'observation d'un jeune
garçon de cinq ans, qui, en mangeant des mûres, avait
pris en même temps un épi d'*hordeum murinum*,
cueilli par hasard et qu'il avait facilement avalé. — Peu
après survient un abcès entre l'omoplate et la colonne
vertébrale ; la grand'mère de l'enfant ouvre la collection avec une épingle à cheveux et y trouve une partie
de l'épi avalé. — Quelques jours après, nouvel abcès,
ouvert cette fois par un médecin, qui retrouve encore
quelques débris de l'épi. — Cinq mois après apparaît
un phlegmon, dans lequel on trouve de nombreux
grains actinomycosiques.

celui que rapporte Von Heille, et où l'on trouva 141 grains
d'orge « qui avaient germé dans la bouche, poussant dans la
langue des racines longues d'un pouce et quart ; les tiges,
chargées de chlorophylle, formaient dans le fond de la cavité
buccale une petite prairie de réserve ». FIRKET, *Revue de
médecine*, 1884.

En 1885, Buzzi et Conti observaient un cultivateur qui commença à tousser après avoir remué du fourrage et respiré, par conséquent, une grande quantité de poussières. Le patient n'y prit garde, et, après douze mois de maladie, il mourut d'une actinomycose broncho-pulmonaire généralisée.

La même année, à la clinique du professeur Albert (de Vienne) se présenta un valet de ferme, porteur d'une actinomycose linguale; le patient raconte qu'étant aux travaux de la campagne il avait pour habitude, afin de calmer sa soif, de tenir dans sa bouche et de mâcher des grains de blé ou d'orge. Il a aussi donné ses soins à une vache, qui présentait, sur un des côtés du maxillaire inférieur, une tumeur de la grosseur du poing, qui s'ouvrit spontanément et donna issue à du pus.

En 1887, on trouve l'histoire d'un laboureur occupé à faucher de l'avoine; cet homme vit se développer, à la suite de la pression continuelle de la faux, une ampoule à la base du pouce droit; il eut l'idée de l'ouvrir avec la pointe de sa faucille, s'enleva par mégarde un lambeau assez considérable de peau; et, au bout d'un mois, il vit se développer une tuméfaction notable; peu à peu, toute l'éminence thénar fut parsemée de foyers de suppuration du volume d'un pois; le microscope montra que ce pus était de nature actinomycosique.

En 1888, à la clinique du professeur Wolfler, à Gratz,

il s'agit toujours d'un cultivateur qui avait avalé un épi de blé tombé dans sa cruche pendant qu'il était occupé à lier des gerbes. L'épi se fixa dans le pharynx, et il fut impossible de l'expulser ni de l'extraire. — Six semaines après survint une grave tuméfaction de la région antérieure du cou, avec abcès et fistules consécutifs, laissant échapper un pus contenant des grains actinomycétiques.

La même année, à la même clinique, un malade, qui avait battu du blé, eut sur la main une petite nodosité qui suppura et donna issue à des *actinomyces*; le dos de la main se parchemina et prit l'aspect d'un lupus. — A ce propos, le chirurgien Bertha dit que l'actinomycose des mains n'est pas rare, et il attribue au blé un rôle étiologique dans le cas particulier.

D'année en année, on rencontre des cas analogues.

En 1890, Fischer (de Kiel) raconte l'histoire d'un homme de vingt-neuf ans, mâchonnant un épi d'orge; une partie de cet épi pénétra dans la pointe de la langue et s'y fixa; il survint de la glossite et peu après un abcès actinomycosique.

En 1891, M. le Dr Ransom, à la séance du 10 novembre de la Société royale de médecine et de chirurgie de Londres, rappelle un cas d'actinomycose des organes digestifs et urinaires, très intéressant comme étiologie, car, l'été précédent, le malade « avait mangé de l'orge et du blé nouveaux ».

En 1891 encore, M. le professeur Reverdin (de Genève)

observe un étudiant de vingt-deux ans, porteur d'une actinomycose de la région maxillaire ; il n'avait aucun rapport avec les animaux, mais il avait l'habitude, dans ses promenades, de porter à sa bouche des fétus de paille et des épis.

M. Doyen (de Reims), dans les trois cas d'actinomycose humaine qu'il a rapportés (Congrès d'hygiène et de démographie, Londres, août 1891), insiste sur ce fait que ses trois malades étaient habitants de la campagne ; l'un deux avait coutume de mâchonner sans cesse dans les champs des grains de blé ou d'orge fraîchement cueillis.

Dans ce même congrès d'hygiène, tous les observateurs furent, d'ailleurs d'avis que la source de l'infection actinomycétique est commune à l'homme et aux animaux, et que le mode de contagion habituel est le fourrage.

Ponfick y racontait encore le cas d'un garçon de ferme, qui après avoir mâchonné une paille et en avoir, par mégarde, avalé une partie, avait eu, quelque temps après, un abcès cervical.

M. Legrain a également relevé, comme cause de l'actinomycose, la blessure produite par une paille mâchée (Académie de médecine, 1892).

Chez notre malade, enfin, nous avons recueilli avec un soin tout particulier ce qui se rapporte à l'étiologie de son affection. Comme on peut le voir dans la relation de son observation, au mois d'août 1891,

14

l'enfant porte à la bouche un fragment de paille de blé, le mâchonne plus ou moins maladroitement, se blesse la gencive et voit bientôt se dérouler la suite des accidents. Cette paille ne provenait pas de la récolte en cours, mais bien de celle de l'année précédente (1890); elle était tombée sur le sol, pendant qu'il en avait fait le transport depuis une grange humide jusqu'à l'étable, où il avait à renouveler la litière des vaches. Cette paille avait passé toute une saison au fond de la grange, contiguë à une paroi constituée simplement par un mélange d'un peu de paille et de beaucoup de terre, gâchées ensemble suivant la coutume du pays; cette paroi est dans un état d'humidité permanent, n'est jamais asséchée et est bien connue de tout le personnel de la ferme pour son odeur de moisissure. Ajoutons que, les portes de la grange étant constamment closes, le jour n'y a aucun accès; et on y trouve réunies les conditions d'obscurité, de chaleur et d'humidité si favorables au développement des champignons de toute espèce. Cette paille, dont nous avons recueilli plusieurs fragments, exhalait une forte odeur de moisissure, surtout dans les couches inférieures.

On peut donc le dire, les faits ne manquent pas pour appuyer l'opinion qui attribue l'étiologie de l'actinomycose aux végétaux, les céréales et les plantes fourragères en particulier.

Les recherches de Boström à ce sujet sont inté-

ressantes. Dans cinq cas d'actinomycose chez l'homme,
il a retrouvé, dans les tissus envahis, des fragments
d'orge. — Il croit que le germe pénètre à l'intérieur des grains d'orge par des orifices qu'il décrit,
et qui apparaissent dans le grain mûr et desséché.
— Pour lui, rien à l'extérieur ne pourrait faire
soupçonner cette contamination. Il est convaincu
que l'homme, comme les animaux, contracte la maladie principalement par l'envahissement des grains
d'orge ou de fragments de ceux-ci. — L'opinion de Boström est d'ailleurs appuyée par celle de nombre d'auteurs qui admettent une étiologie commune, dans la
plupart des cas, pour les animaux et pour l'homme :
les animaux s'infectent en mangeant des plantes fourragères contaminées, en mangeant leur litière, etc.,
et ceci principalement pendant la saison des regains,
c'est-à-dire d'avril à octobre, alors que les animaux
sont en pâture ; c'est du moins, dit M. Nocard, à cette
époque qu'on observe le plus de « langues de bois ».
Souvent la porte d'entrée est créée par une excoriation de la muqueuse, occasionnée par les aspérités des
fourrages ; d'autres fois, disent les vétérinaires, un
certain nombre de tumeurs de la joue chez le bœuf
reconnaîtraient un traumatisme de la peau par
frottement sur les arbres ou sur les boiseries des
étables.

Chez l'homme, la pénétration est ordinairement ac-
cidentelle, qu'il s'agisse d'épis avalés par mégarde, de

traumatismes légers par des épis de blé, des barbules d'orge, etc.

Un dernier argument en faveur de l'étiologie par les végétaux consiste dans ce fait que la maladie s'observe presque exclusivement chez les herbivores et chez quelques omnivores ; elle est inconnue chez les carnivores, à part l'observation rapportée par Vachetta, d'un cas d'actinomycose chez le chien. M. le Dr Firket répond très justement à cette objection que ce cas n'infirme en rien l'étiologie par les graminées, puisque le chien est, en réalité, un omnivore.

Chez le malade observé par le Dr Rochet (de Lyon), il a été impossible d'établir exactement l'étiologie de l'affection. Cet homme était emboqueur de pigeons, c'est-à-dire qu'il nourrissait bouche à bouche ces volatiles à l'aide de grains de millet. Il ne fréquentait pas les bestiaux et jamais il ne mâchait de maïs, ni de blé. Le millet seul semble devoir ici être mis en cause.

D'ailleurs, les céréales ne seraient pas les seules plantes qui puissent donner l'actinomycose ; il semble que, dans certaines circonstances particulières, quelques arbres soient aussi les hôtes du parasite, ou du moins que le bois puisse servir de substratum au champignon. C'est ainsi que Muller (de Tubinge), rapporte l'observation d'une femme qui fut blessée à la base du médius droit par un éclat de bois ; celui-ci pénétra dans la profondeur, et elle ne put l'enlever en entier. Il survint une petite tumeur du volume d'un pois, qui s'enflamma au bout de deux ans; et, à l'incision de l'abcès, on retrouva le fragment de bois recouvert de matière molle et grisâtre, qui fut reconnue pour de l'actinomycose à l'examen microscopique. Un second cas, celui de M. le médecin-major Choux (p. 66), s'en rapproche, en ce sens que le soldat qui fait l'objet de son observation était employé à l'atelier du 133ᵉ régiment d'infanterie, qu'il avait eu plusieurs fois l'occasion de manipuler des bois moisis (M. le médecin-major Choux a eu l'amabilité de nous donner sur ce point des renseignements très précis), et, par conséquent, comme les menuisiers en ont l'habitude, il aura porté à la bouche des objets, tels que des clous, de petits fragments de bois, quelque outil de petit volume, qui a pu être antérieurement souillé par quelque moisissure de l'atelier, connu pour obscur et humide.

Il est extrêmement probable que certaines conditions favorisent l'entrée du parasite, entre autres le manque, parfois absolu, de soins et de précautions hygiéniques; — témoin le cas de Braatz relatif à une femme de quarante-sept ans, manquant des soins hygiéniques les plus élémentaires, qui présenta, après un décubitus prolongé, une ulcération au niveau du sacrum ; cette ulcération suppura et on trouva des *actinomyces* dans le pus. Ajoutons que la malade resta longtemps couchée sur une paillasse remplie de paille non renouvelée; il est très probable que cette paille a contaminé une région affaiblie par le décubitus prolongé et qui n'a pas tardé à s'ulcérer, faute de soins de propreté. — Chez le jeune homme que nous avons observé, on note aussi ce manque absolu de soins hygiéniques du côté de la bouche; l'usage de la brosse à dents lui est absolument inconnu; et son système dentaire est dans un état assez défectueux pour un jeune homme de quatorze ans; cette circonstance a peut-être favorisé l'entrée du germe infectieux, ou du moins lui a permis de s'établir d'une façon stable, puisque jamais un lavage de la bouche et du pharynx n'est venu enlever les particules alimentaires et autres, qu'on peut retrouver dans la cavité buccale. Il existe donc là un milieu essentiellement favorable aux fermentations de toutes sortes, en raison de ses anfractuosités multiples, de la chaleur et de l'humidité qui y règnent, et en font, par conséquent, un excellent terrain pour l'implantation de l'*actinomyces*; celui-ci une fois, introduit, peut y végéter un certain temps sans envahir de suite l'organisme et attendre qu'une brèche quelconque lui permette d'aller plus loin se multiplier et exercer ses ravages.

Le véhicule ordinaire de l'*actinomyces* est donc un débris de quelque plante, plus ou moins moisie.

§ IV. — *Influence de l'alimentation.*

Le contact avec les animaux, et surtout avec les

végétaux, en particulier les céréales, est la source d'infection la plus nombreuse et la plus nettement démontrée ; mais il est des cas d'actinomycose dans lesquels on ne peut incriminer aucune de ces causes ; et quelques cliniciens en sont venus à se demander si les produits animaux et végétaux que nous ingérons journellement ne sont pas capables d'occasionner la maladie ; en un mot, l'alimentation ne jouerait-elle pas un rôle étiologique dans l'affection ?

L'opinion semble pencher de ce côté pour quelques cas d'actinomycose abdominale ; en effet, on ne peut expliquer autrement le cas que rapporte Chiari. Cet auteur a trouvé, chez un aliéné phtisique, une actino-mycose intestinale latente ; il existait, dans les glandes de Lieberkuhn du côlon, un véritable tapis d'*actino-myces ;* mais les parasites avaient subi une calcifica-tion complète, et leur présence n'incommodait guère le malade, qui ne portait aucune autre lésion acti-nomycétique.

Depuis longtemps, on a signalé dans la viande de porc des concrétions actinomycétiques ; M. Dunckers, vétérinaire à Berlin, a parfaitement reconnu leur nature en dissolvant les sels calcaires qui leur don-nent une consistance très ferme. M. le professeur Vir-chow, vingt ans auparavant, avait entrevu ces con-crétions et les avait distinguées des kystes trichineux, sans toutefois pouvoir alors déterminer leur nature ; depuis, il a repris l'étude des muscles ainsi altérés ; et

il a pu constater que l'*actinomyces*, comme la trichine,
s'établit à l'intérieur des faisceaux musculaires primitifs ; le sarcolemme s'épaissit alors et il se développe
au voisinage une inflammation interstitielle assez
importante. Le même auteur a retrouvé ces masses
dans le tissu musculaire du cœur, où la présence des
trichines n'a jamais été signalée. « L'homme, conclut-il,
est menacé de grands dangers par l'immigration dans
son corps de germes de toutes sortes ; et les médecins
et expérimentateurs, qui aiment à suivre les voies d'infection, ont devant eux de quoi choisir des sujets
d'études. » Il répond ensuite à une observation d'Israël,
qui mettait en doute la source de l'infection par la
viande de porc, pour avoir constaté l'existence de la
maladie sur un grand nombre de juifs orthodoxes, qui
ne mangent jamais de porc. « Les actinomycètes, dit
M. Virchow, se rencontrent très souvent aussi chez les
ruminants ; on peut donc être juif et juif orthodoxe, et
pourtant subir de cette façon une infection parasitaire,
la destruction du parasite par la préparation culinaire
étant devenue illusoire par la coutume, de plus en
plus répandue, de manger de la viande crue. »

M. Virchow n'est pas le seul à avoir signalé
l'actinomycose chez le porc ; d'autres observateurs après lui, Johne en particulier, avaient trouvé,
sur les lèvres ou les amygdales de ces animaux
des glumes de graminées, d'orge en particulier,
sur lesquelles se trouvaient des champignons ayant

une grande ressemblance avec le parasite rayonné.

La clinique apporte aussi son contingent de preuves ou tout au moins de grandes probabilités : — l'observation de M. le professeur Thiriar, rapportée plus haut, a trait à une ménagère, vivant uniquement de pain de seigle, de pommes de terre et de viande de porc ; elle contracte une actinomycose de la région malaire. — Le cas que rapporte M. le médecin-major Lejeune est identique : c'est un ouvrier de ferme, qui se nourrit de pain de seigle, de pommes de terre et d'un peu de viande de porc, et qui, quelques mois après son arrivée sous les drapeaux, se trouve porteur d'une actinomycose de la joue gauche, sans que rien, dans les occupations militaires, l'ait mis en contact avec des chevaux.

La viande de bœuf paraît très souvent infectée d'actinomycose ; si on étudie la distribution géographique de ce parasite, on est frappé de son irrégularité : la Bavière, l'Écosse, l'Italie et quelques États du nord de l'Amérique en sont surtout affectés. M. Buman estime que, dans le nord de l'Allemagne, il y a environ 5 0/0 des bœufs qui en sont atteints.

Les viandes américaines ont été fortement incriminées dans ces derniers temps : « En mars 1890, écrit M. Lereboullet, on signalait l'arrivage, sur les côtes anglaises, d'un chargement de bœufs américains, dont 40 ont été reconnus atteints d'actinomycose à un état très avancé, par M. G. Brown, vétérinaire de King's College. Il est évident que ces animaux, s'ils étaient livrés à la consommation, provoqueraient des accidents semblables à ceux qu'on observe fréquemment en Amérique ; or, à Chicago, par exemple, aucune précaution n'est prise..... ou du moins une surveillance tout à fait illusoire est exercée en vue de contrôler la qualité des viandes, qui doivent être déclarées saines par les inspecteurs avant d'être expédiées. Or, il existe à Chicago deux inspecteurs seulement, et il arrive en moyenne aux abattoirs de cette ville 10,000 bœufs et plus de 20,000 porcs par jour. Quelle garantie peut donner une inspection de ce genre ! »

En Angleterre, dans le comté de Norfolk, M. Crookshank estime qu'il y a 8 0/0 des bêtes atteintes de ce qu'on appelait autrefois « tumeur enkystée », mais qui est tout simplement de l'actinomycose, comme le montre l'examen microscropique.

Ce n'est d'ailleurs pas la seule forme de cette maladie ; il en est une autre, qu'on a trop souvent confondue avec la tuberculose : c'est l'actinomycose pulmonaire. — Cette assertion est confirmée par M. Ivanow (de Moscou), qui a eu occasion d'observer aux abattoirs de cette ville environ 2,000 cas d'actinomycose en deux ans (1).

(1). Dans notre pays, l'actinomycose bovine semble beaucoup plus rare ; en effet, en 1891, du 1er février au 1er août, sur 131,398 animaux entrés au marché de la Villette, on a relevé 95 cas d'actinomycose, soit 0,72 pour 1000 (NOCARD). — A Lille, cette même année 1891, on n'en a signalé que 3 cas, sur 93,328 animaux de boucherie, soit 0,30 pour 1000 (FRELIER). — A LYON,

Il semblerait donc que le péril est grand ; mais M. le Dr Salmon croit que, malgré la fréquence de l'affection, beaucoup d'animaux atteints sont observés au début, alors qu'il n'y a que de très petites tumeurs du cou ou des mâchoires, qu'il n'y a, par conséquent, pas d'infection et que, les parties malades à part, le reste de la viande ne présente aucune espèce de contamination et peut être livré sans crainte à la consommation. — C'est aussi l'avis de M. le Dr Stime (de Bradford) ; il émet l'opinion que, seuls, les organes où il existe des parties malades sont dangereux, et qu'il serait manifestement absurde de prétendre que des lésions locales entraînent l'infection du corps tout entier. — M. Nocard est également partisan de la modération en matière d'inspection des viandes ; et il dit que la saisie totale doit être réservée aux seuls cas où l'affection est généralisée.

§ V. — *Indications prophylactiques.*

Il est délicat de préciser quelles sont les mesures à

M. Augagneur, s'appuyant sur les résultats du service d'inspection des viandes à l'abattoir de la ville, affirme que cette maladie « y est complètement inconnue ». (*Soc. des sc. méd. de Lyon*, 26 octobre 1892). — Cependant, à la Société nationale de médecine de Lyon (séance du 13 mars 1893), M. Gailleton a appelé l'attention de la Société sur la fréquence de cette maladie. « Au marché de Vaise, dit-il, le vétérinaire-inspecteur en rencontre en moyenne 25 à 30 cas par mois. »

prendre vis-à-vis de l'actinomycose en général, et même sa transmission par les matières alimentaires en particulier. Nous pensons qu'il faut, — avant tout, assurer la propreté absolue de la bouche et des dents par des lavages fréquents et antiseptiques; — qu'il faut s'abstenir soigneusement de porter à la bouche aucune graine, aucune tige de céréales, aucun épi, — surtout lorsque ces fragments végétaux, qui trompent si bien la soif, proviennent d'un milieu plus ou moins entaché de moisissures.

Pour la contagion alimentaire, la cuisson sans doute diminue le danger; mais il ne faut pas oublier que de grandes quantités de viande sont mangées sans avoir été soumises à une température convenable. Ce moyen de protection ne serait donc pas suffisant; — il en est un autre, beaucoup plus sûr : c'est d'obtenir une inspection sérieuse et une surveillance sévère des viandes avant leur mise en vente, et l'examen microscopique des parties suspectes; le nombre toujours croissant des cas d'actinomycose signalés par la police sanitaire rend cette inspection de plus en plus nécessaire.

L'Académie de médecine, d'ailleurs, à la suite du rapport de M. Mandereau (prix Daudet, 1887), s'est prononcée contre l'innocuité des viandes provenant des animaux actinomycosiques; la précaution est sage; et, on a beau dire que le danger n'est pas grand, quel médecin oserait conseiller à son client de manger de la viande infectée? « Nous savons, dit M. Arloing, où le danger commence; nous ne savons pas où il finit. »

Pour le moment, il nous paraît suffisant d'adopter les préceptes donnés par M. Nocard. — Si l'actinomycose reste locale, l'organe infecté doit être saisi, et le reste de la bête peut être livré à la consommation. — Si l'actinomycose a déterminé une infection générale de l'organisme, il est indiqué d'opérer une saisie totale, comme on le fait pour toute viande absolument malsaine.

Une ordonnance de police rigoureuse imposera que l'inspecteur sanitaire examine l'animal abattu, avec les organes suspects encore adhérents et avant de laisser procéder à aucun dépeçage ; son inspection portera avec précision sur les lieux d'élection de l'infection secondaire : foie, rate, reins, poumons, etc. Ce sera le moyen de prononcer en toute justice, suivant qu'il constatera de l'actinomycose localisée ou généralisée : la saisie sera partielle ou totale, suivant le cas.

On a vu, dans le fait que nous avons observé, que le sujet s'est vraisemblablement infecté en mâchonnant un brin de paille ; ce mode d'infection n'est pas extraordinaire, ni unique ; néanmoins, jusqu'à présent, la preuve de l'infection par les graminées n'est point à l'abri de toute contestation.

Dans l'espoir d'élucider la question, nous avons pratiqué quelques expériences qui, malheureusement, on le verra dans le court aperçu ci-après, n'ont pas absolument répondu à notre attente.

Nous nous sommes procuré de la paille qui, selon toutes probabilités, est du même type que celle qui a infecté notre sujet; nous sommes allé nous-même la choisir dans le tas et nous avons eu soin de ne prendre que des brins couverts de moisissures. Ces moisissures ont été soigneusement examinées au microscope par M. le Dr Lemière, chef du laboratoire de bactériologie à la Faculté libre de Lille, et par nous.

Un brin de paille, examiné au microscope, présente par places, à un grossissement faible, des taches noires brunâtres, qui semblent contenues dans les cellules végétales.

A un grossissement fort, on voit que ces masses brunâtres se résolvent en une quantité très grande de corps ovoïdes ayant l'aspect de spores de champignons. C'est tout ce que l'on peut voir dans la partie centrale de la masse.

A la périphérie, on voit quelques-uns de ces corps ovoïdes s'écarter de la masse centrale, à laquelle ils sont rattachés par un pédicule. Ils ont donc ainsi l'aspect d'une massue, mais dont l'extrémité terminale est beaucoup plus volumineuse que dans les massues de l'*actinomyces* et semble surtout être composée de plusieurs cellules. On voit au moins nettement une division transversale qui segmente toute la massue en deux parties. Il y a aussi quelques-unes de ces massues qui sont séparées du brin de paille, et qui parfois ont des ramifications vaguement dichotomiques.

D'autres fragments de paille, examinés le jour même et les jours suivants, donnèrent les mêmes résultats ; et jamais on n'y découvrit d'autres formes de champignons. Cela ne prouvait donc rien ; mais, nous souvenant que, dans un cas de ce genre, le cas de Fischer (de Kiel), arrivé dans les mêmes circonstances que le nôtre (il s'agissait d'un homme de vingt-neuf ans, mâchonnant un épi d'orge, dont une partie se fixa dans la pointe de la langue et détermina un abcès actinomycosique), on fit aussi des recherches sans résultat sur des épis de blé, nous avons tenté néanmoins de reproduire expérimentalement les conditions dans lesquelles l'infection se fait, ou du moins est supposée se faire généralement.

L'*actinomyces* n'étant pas connu et n'ayant jamais été rencontré en dehors de l'organisme, et, d'un autre côté, nombreuses étant les raisons (dans quelques cas tout à fait démonstratives) de croire que les céréales serviraient d'intermédiaire à l'infection, il n'était pas irrationnel de chercher si ces tiges de graminées, couvertes d'un champignon, et ayant provoqué chez l'homme un cas d'actinomycose, ne pourraient, chez les animaux, reproduire une affection semblable.

Tout d'abord, M. le Dr Lemière a entrepris la culture des champignons trouvés sur la paille; à cet effet, des brins ont été soigneusement choisis parmi ceux qui présentaient à leur surface le plus de moisissures; ils ont été introduits dans des tubes renfermant du bouillon; après avoir fait le vide dans ces tubes et les avoir scellés, on observa ce qui allait se passer. Au bout de quatre à cinq jours, deux des tubes présentèrent une coloration trouble et un léger nuage, qui alla en augmentant; l'examen microscopique ne donna, malheureusement rien qui fût digne de remarque.

On prit alors 4 centimètres cubes de ce liquide, qui furent injectés dans la plèvre d'un chien; mais au bout de quatre jours l'animal succomba à une pleurésie purulente, dont le pus ne révéla pas autre chose que les microbes ordinaires de la suppuration; il est probable qu'ici d'autres micro-organismes auront été introduits avec le liquide; cette expérience ne prouve donc rien.

Une autre série d'expériences a consisté à introduire dans les différentes régions du corps des parcelles de tiges ou de portions engainantes de feuilles de blé, recouvertes de leurs champignons, espérant ainsi voir se développer des tumeurs ou des abcès, qui, peut-être, auraient contenu le champignon de l'actinomycose.

Ces expériences ont été faites sur le lapin, le chien, le cobaye et la chèvre.

Les régions choisies pour l'introduction de la paille étaient: les parties molles qui recouvrent le maxillaire inférieur, le canal médullaire de cet os, les alvéoles dentaires, la face inférieure de la langue, la chambre antérieure de l'œil, les sinus frontaux, la diaphyse des os longs, la plèvre, la trachée, le péritoine. — Nous avons expérimenté ainsi sur quatorze animaux; dans la plupart des cas, il en est résulté de la suppuration; d'autres fois, le corps étranger a été parfaitement toléré. — Une seule fois, nous avons trouvé dans le pus des figures de champignons ressemblant à l'actino-mycose, mais sans pouvoir affirmer leur identité avec *l'actinomyces*. Ce dernier fait seul mérite d'être relaté avec quelques détails.

Lapin blanc, mâle, âgé de sept semaines.

16 mai 1892. — Introduction d'un brin de paille sus-pecte dans la chambre antérieure de l'œil droit.

1er juin 1892. — La blépharo-conjonctivite est extrêmement minime dans les portions postérieures: elle semble se limiter à la membrane nyctitante, qui est épaissie, rouge, vascularisée, surtout dans sa portion libre. La chambre antérieure n'est pas agran-die; son liquide est parfaitement transparent; l'iris ne présente pas d'exsudat. — Le brin de paille se recon-naît très nettement dans la chambre antérieure; on y voit même de petits points noirs dans la portion la plus reculée; mais elle ne porte aucun exsudat.

Si, au moyen d'un écarteur, on soulève la membrane nyctitante, on reconnaît un pannus assez étendu au point d'inoculation et un très petit point, d'un blanc légèrement jaunâtre, qui demeure adhérent à la limite la plus inférieure de la plaie d'inoculation.

10 juin 1892. — La blépharite détermine de la rougeur de la face interne des paupières, une sécrétion d'un blanc laiteux, d'un mucus très consistant, qui accole les paupières entre elles. La conjonctive est épaissie, très vascularisée, rouge, surtout dans la membrane nyctitante, et plus spécialement encore dans sa portion moyenne.

Les lésions sous-jacentes sont limitées au point d'inoculation; pour tout le reste, la cornée, le liquide de la chambre antérieure, et même l'iris, sont guéris ou presque guéris. — Au niveau de la plaie d'inoculation se trouve un point blanc, saillant, moitié moins gros qu'une tête d'épingle, occupant le sommet d'un cône dont le pourtour présente tous les caractères d'un pannus ancien.

16 juin 1892. — La plaie cornéenne est recouverte par un globule de muco-pus, d'un blanc laiteux, de forme vaguement sphéroïdale et du volume d'une grosse tête d'épingle.

Les paupières et la membrane nyctitante sont manifestement hyperesthésiques en même temps que rouges et sécrétantes; après avoir solidement fixé la tête de l'animal, écarté les paupières d'une main, d'une part, soulevé la membrane nyctitante avec un écarteur, d'autre part, on parvient, non sans peine, à recueillir cette gouttelette de pus, qui est concrété. Après dilution dans les larmes du lapin, le pus est examiné au microscope par M. le Dr Lemière.

Dans une première préparation, on trouve, à côté d'éléments informes de toutes sortes et contenant relativement peu de globules de pus, deux masses formées de mycélium, duquel partent en rayonnant quelques massues; ces fragments pourraient appartenir à des grains d'*actinomyces*; mais néanmoins il faut noter qu'ils sont beaucoup plus volumineux que l'*actinomyces bovis* ou *hominis*. Cependant, sans traiter la préparation par aucun réactif, ils n'ont pas l'aspect pluricellulaire. — On ne retrouve plus aucune masse de ce genre-là dans les préparations suivantes; cependant, dans la plupart, on note la présence en assez grand nombre de corpuscules très réfringents, qui sont nettement des spores de champignons. — Çà et là, quelques corps en forme d'une tige droite, terminée par une extrémité, dont la forme tient le milieu entre l'ovoïde et le triangle. Ces champignons rappellent vaguement la forme d'un spermatozoïde, mais sont beaucoup plus gros; en certains points même, on trouve plusieurs de ces corps réunis et ayant l'aspect d'une tige à ramifications dichotomiques. Dans la paille retirée de l'œil, nous trouvons en abondance les mêmes masses de champignons décrites dans la paille; mais, outre les spores, on note ici un mycélium sous forme de tubes fragmentés; de quelques-unes de ces masses partent en rayonnant des prolongements peu nombreux, ayant la forme de spermatozoïdes, comme ceux décrits plus haut.

Dans les brins de paille contenus dans le pus, toutes les masses de champignons n'ont pas le même aspect; il y en a quelques-unes qui sont formées de grosses cellules arrondies.

Le pus, examiné au point de vue des microbes ordinaires, après coloration par la méthode de Gram, contient un assez grand nombre de microbes, mais cependant beaucoup moins qu'on est accoutumé d'en rencontrer dans les suppurations aiguës. Il y a un petit nombre de microcoques isolés, un certain nombre de diplocoques, mais surtout des tétrades bien colorées et assez nombreuses.

En résumé, d'après M. le Dr Lemière, nous avons probablement affaire à une affection dont le parasite principal est un champignon, mais ne paraît pas être un *cladothrix*; de plus, secondairement, d'autres microbes ont pu jouer un rôle en venant compliquer l'affection.

Un fait à noter dans cette expérience, c'est la rapidité avec laquelle les figures de champignons ont disparu des préparations; cet aspect de mycélium avec massues rayonnantes avait été parfaitement vu par plusieurs observateurs, MM. Derville, Lemière, Drappier et nous-même; dès le lendemain, il ne nous fut plus possible d'en retrouver une seule, et dans la même préparation non plus que dans les suivantes.

Cette déconvenue n'est pas la première de ce genre que l'on signale ; — plusieurs auteurs ont déjà émis cette opinion que le champignon de l'actinomycose ne se conserve pas longtemps ; — M. le Dr Guder, dans une observation, signale un examen microscopique négatif quelques jours après un premier examen absolument positif ; — Langhaus, en 1888, avait déjà constaté le polymorphisme des actinomycètes, qui, examinés au microscope, changeaient d'aspect d'un jour à l'autre, — et M. Jeandin a également observé que des crachats contenant des grains d'actinomycose n'en avaient que peu ou point quelques jours après.

Il n'est pas intéressant de rapporter ici toutes les autres expériences qui, faites avec la même paille, furent négatives. Dans cette série d'expériences, nous avions introduit des parcelles de tiges ou de portions engainantes de feuilles suspectes ; le champignon n'avait peut-être plus les conditions de vitalité nécessaires pour évoluer régulièrement ; il pouvait avoir été tué dans le transport, soit par privation d'humidité, soit par action inconsciente de quelque vapeur antiseptique, soit pour quelque autre motif. Peut-être encore d'autres parasites ont-ils été introduits, en même temps que le champignon que nous avons observé sur la paille, et ont-ils proliféré au détriment de celui-ci. Toujours est-il que nos expériences, pour n'avoir pas réussi à démontrer la nature pathogène de la paille moisie, ne sauraient non plus être considérées comme des preuves de l'innocuité de cette paille. La question demeure indécise et la démonstration incomplète est tout ce que nous en pouvons retenir.

N'ayant pas réussi à déterminer l'actinomycose chez les animaux au moyen de la paille moisie, nous avons du moins cherché si l'actinomycose pouvait déterminer la moisissure de la paille, nous réservant de compléter ensuite le cycle et d'aboutir à l'actinomycose des animaux par l'inoculation de la paille moisie sous nos yeux.

M. Dedrie, vétérinaire à Méteren (Nord), eut l'amabilité de nous faire parvenir du pus provenant d'une tumeur actinomycosique de la mâchoire chez une vache qu'il observait. — L'examen de ce pus, fait par M. le Dr Lemière, confirma le diagnostic actinomycose. Des essais de culture sur bouillon des grains actinomycosiques sont restés stériles.

En présence de cet insuccès, nous avons du moins tenu compte des expériences de Liebman. Cet auteur a inoculé l'actinomycète dans une graine. « Le champignon se développe en même temps que celle-ci et envahit la totalité de la plante qui en provient. Dans ces conditions, il se présente sous l'aspect de filaments très courts et se trouve capable de végéter sur les milieux artificiels et d'envahir les tissus des animaux. » (Roger).

Nous avons tenté d'inoculer le parasite dans

des graines de blé; mais, les difficultés matérielles
étant assez considérables, nous avons préféré attendre pour l'inoculation que les graines eussent germé,
trouvant plus facile de faire aux jeunes tiges de
petites incisions, et les comblant de pus actinomycosique. Le blé étant ainsi contaminé et exposé à l'air

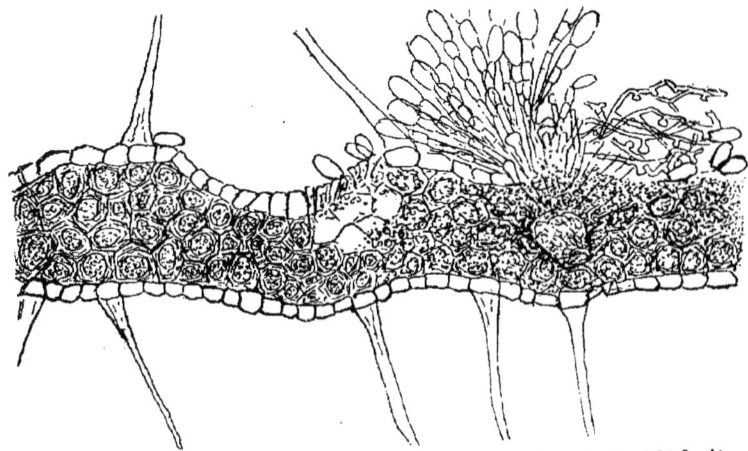

Fig. 17. — Moisissure obtenue sur une jeune feuille de blé huit
jours après le dépôt d'un peu de pus actinomycosique provenant d'un bœuf.

libre, nous avons vu, au bout de six à huit jours, les
feuilles envahies par un champignon, se présentant
macroscopiquement sous forme d'une poussière d'un
blanc jaunâtre, ou grisâtre en petites taches, occupant
en partie la surface, en partie le parenchyme de la
feuille, et revêtant au microscope l'aspect représenté
par la figure 17.

Nous avons été frappé de constater la disposition

rayonnée des filaments, et aussi la ressemblance avec le champignon, que nous avons trouvé sur la paille moisie suspecte d'avoir infecté notre malade.

Le champignon que nous avons trouvé sur la pre-

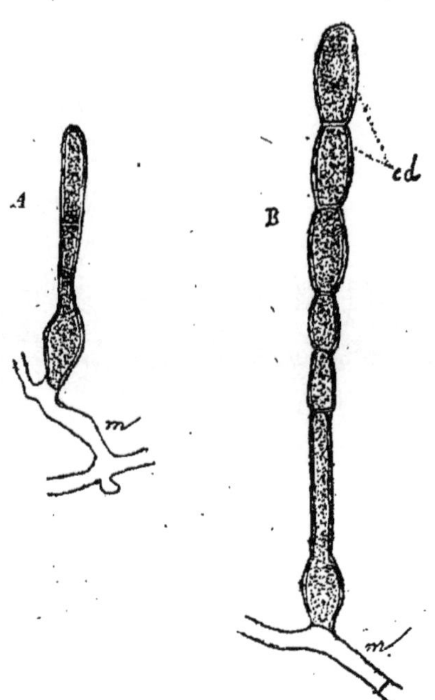

Fig. 18. — A. Jeune filament de l'*erysiphe graminis;* m mycélium — B. Filament adulte du même, portant cinq conides cd; m mycélium (d'après Wolf; extrait des *Maladies cryptogamiques des céréales,* par Jean Loverdo; Paris, 1892).

mière paille et celui qui s'est développé sur nos plantations de blé se ressemblent absolument; — et, d'après les recherches que nous avons faites, tous deux se rapprochent singulièrement d'un parasite du blé,

qu'on nomme *erysiphe graminis* ; son développement
sur les jeunes tiges de blé est-il un événement fortuit,
une simple coïncidence, ou, au contraire, est-il la

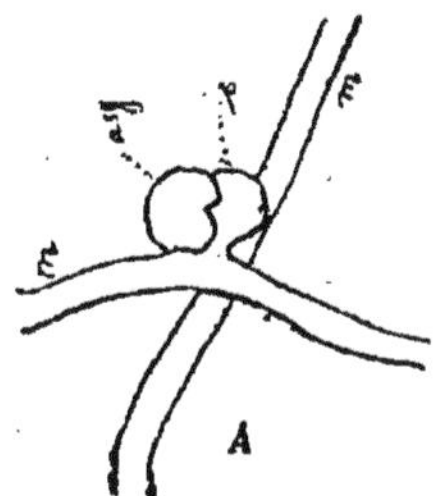

Fig. 19. — Commencement de la formation d'un périthèce de
l'erysiphe graminis (d'après Wolf; extrait des *Maladies cryptogamiques des céréales*, par Jean Loverdo; Paris, 1892).

conséquence réelle de l'infection des jeunes plantes
par *l'actinomyces bovis* ? C'est là une question qu'il

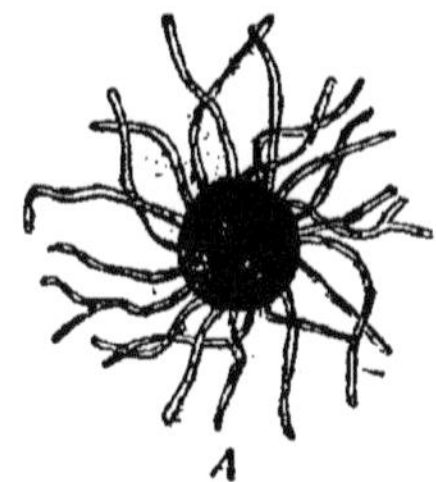

Fig. 20. — A. Perithèce de
l'erysiphe graminis avec ses
poils caractéristiques.

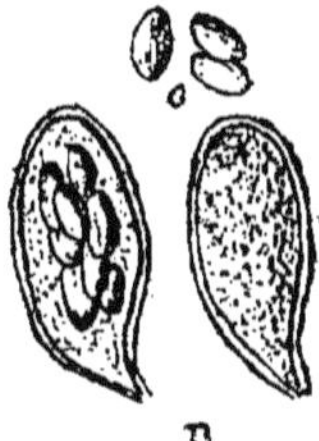

Fig. 21. — B. Asques du même;
o. Sporidies (d'après Léveillé;
extrait des *Maladies cryptogamiques des céréales*, par
Jean Loverdo; Paris, 1892).

serait prématuré de trancher ; et nous nous bornons
à constater et à signaler le fait, car nous ne pouvons
apporter de meilleures preuves.

Nous dirons seulement que, étant donné le polymorphisme de l'actinomycète, il ne serait pas absolument impossible que ce parasite trouvât dans les graminées un milieu favorable à son développement et qu'il s'y présentât sous une autre forme que celle que nous sommes habitués à lui voir chez le bœuf ou chez l'homme. — L'idée, d'ailleurs, n'est pas nouvelle : Liebman admet que, dans la plante, l'*actinomyces* se présente sous forme de bâtonnets courts ; Johne avait, de son côté, émis l'opinion que les masses rayonnées de ce même *actinomyces* représentent des gonidies d'un champignon, qui se présente peut-être sous une autre forme en dehors de l'organisme, et qui, pour lui, serait un *echynobotrium*. — Pour nous, nous n'avons nullement la prétention de faire croire que cette autre forme serait l'*erysiphe graminis* ; nous avons simplement tenu à signaler ce que nous avons observé, sans en tirer de conclusions, faute de preuves que nous n'avons pu réaliser.

Nous avons signalé, page 28, le résultat négatif de nos inoculations tentées avec le pus recueilli sur une vache atteinte d'actinomycose. — Nous ne fûmes pas plus heureux dans nos expériences faites avec les tiges et les feuilles de blé couvertes de champignons. Neuf essais faits dans ce sens ne donnèrent aucun résultat. — On peut se demander à quoi est dû cet insuccès ? Est-ce à l'intervention presque constante des autres micro-organismes de la suppuration, empêchant le champignon de se développer, ou bien avons-nous affaire à un microphyte n'ayant aucune relation avec l'*actinomyces* ? Nous ne saurions le dire ; mais, en l'absence de cultures pures, il était très difficile, malgré les plus grandes précautions, d'empêcher l'introduction d'autres microbes. Ou bien encore nos animaux n'étaient-ils pas les sujets de choix pour ces tentatives d'inoculation ? La plupart étaient, il est vrai, très jeunes, et c'est l'opinion de Van der Straeten, que la réaction des tissus jeunes est généralement très vive vis-à-vis de l'*actinomyces* et qu'elle empêche son développement ; Israël, avant lui, avait déjà montré « le grand rôle que joue dans l'infection la constitution du corps infecté, c'est-à-dire la qualité du terrain nourricier. Le champignon, comme tel, n'est pas la maladie ; celle-ci résulte de la « manière d'être et de se comporter de l'organisme contre le champignon ». On ne peut que regretter la forme vague de l'appréciation d'Israël ; et nous souhaitons qu'un autre, ayant plus de succès, dise avec précision dans quelles conditions il aura réussi et comment il aura réalisé les meilleures conditions qui favorisent la vie et la prolifération de l'actinomycète ; — il aura rendu le plus grand service, pour établir les règles prophylactiques et pour donner les indications thérapeutiques, — qui sont ensemble le but et la raison d'être de l'action du médecin, — dans cette curieuse maladie comme partout.

CHAPITRE VII

L'actinomycose était autrefois considérée comme une maladie très grave, à pronostic presque toujours funeste ; et on ne voyait guère de traitement à lui appliquer. On l'a vu plus haut, aujourd'hui il ne faut pas maintenir absolument la sévérité de ce pronostic ; on ne peut donc pas se résigner à assister impuissant à l'évolution de la maladie.

Il est permis d'espérer qu'une intervention opportune, énergique, sera suffisante pour permettre aux malades d'échapper aux désordres, parfois très sérieux, dus à la pullulation de ce parasite.

On a remarqué qu'en France les rares cas observés se sont tous terminés par la guérison, à l'exception de la première malade observée par M. le professeur Poncet, où il y avait propagation au poumon. — Ce qu'il faut retenir surtout, c'est que toute actinomycose, reconnue à temps, peut être traitée avec des chances de succès, quel que soit son siège, fût-ce même le cerveau ; l'observation d'Otto Keller (pages 160-162) est là pour donner de ce côté des espérances, qui, dans le cas particulier, se sont réalisées pendant un laps de temps de plus de six mois.

§ I. — *Traitement chirurgical.*

Il paraît évident, *a priori*, que le traitement chirurgical sera la règle dans tous les cas où il sera applicable.

En effet, tant qu'on n'aura pas trouvé de spécifique certain de la maladie, la méthode la plus rationnelle sera d'enlever largement tous les tissus malades ; — l'indication est bien nette, lorsque le foyer est circonscrit et présente la configuration d'une sorte de tumeur ; dans ce cas, si la tumeur ne contient encore que peu ou point de pus, il sera ordinairement facile de l'enlever, en la circonscrivant par des incisions, qui comprennent suffisamment de tissus sains, pour éviter de laisser la moindre trace d'agent pathogène dans la plaie, et pour éviter ainsi une repullulation, qui ne tarderait guère.

Mais les tumeurs ne précèdent pas toujours la suppuration ; — dans nombre de cas, on a des collections purulentes diffuses et très peu limitées ; dans ces cas, après avoir évacué le pus, on devra, tout comme pour un abcès froid tuberculeux, s'efforcer de modifier la cavité et les parois.

On remplira cette indication en faisant usage d'antiseptiques puissants, après avoir enlevé le plus possible, au moyen de la curette, les fongosités et les colonies d'*actinomyces*, qui se trouvent dans toutes les anfractuosités et les trajets fistuleux de la région.

On complétera opportunément ce raclage par une cautérisation énergique au thermocautère ; — peut-être même pourra-t-on dans certaines régions, telles que la face et les mâchoires, poser la question du flambage des plaies, proposé à la Société de chirurgie par M. le Dr Félizet, et qui aurait sur le thermo-cautère l'avantage de ne laisser aucun clapier, ni trajet fistuleux inexploré, et empêcherait par consé-quent, dans l'actinomycose, la récidive de l'affection par repullulation d'une colonie de champignons, qui aurait échappé à l'agent destructeur. C'est là une vue de l'esprit, que l'avenir pourra mieux juger.

Il arrive fréquemment que l'actinomycose ne se borne pas à attaquer les parties molles ; dans la région maxillaire surtout, le périoste et l'os lui-même sont plus ou moins profondément intéressés ; et il faut en arriver à un sacrifice partiel de l'os malade. — Il en est de même dans nombre de cas d'actinomycose des poumons et de la plèvre, où les côtes, le sternum et des vertèbres elles-mêmes peuvent être intéressés.

— Tel est encore le cas rapporté par Kœhler, où un jeune garçon de quatorze ans portait, dans le tiers supérieur du tibia, localisée sur le condyle interne, une tuméfaction actinomycétique du volume d'un œuf de poule. Dans ces cas, le grattage suffit rarement, et il faut se résoudre ou à des opérations secondaires, ou même à la résection partielle.

Schlange a signalé, au Congrès des chirurgiens allemands de 1892, deux malades qui paraissaient guéris cinq ou six ans après la dernière intervention chirurgicale ; mais l'un d'eux conservait encore une fistule, et la guérison n'avait été obtenue qu'au prix de plusieurs opérations successives.

Il n'est pas jusqu'au cerveau qui ne soit justiciable d'une intervention, et la trépanation trouve ici absolument les mêmes indications que pour un épanchement sanguin intra-cranien, ou pour toute autre tumeur, de quelque nature qu'elle soit, comprimant la substance cérébrale ; on peut même reconnaître que l'opération s'impose d'une façon beaucoup plus impérieuse, — car la guérison spontanée et la disparition progressive des phénomènes, possibles dans les cas d'épanchement intra-cranien, ne sont nullement à espérer dans le cas particulier où l'on a affaire à un agent vivant, de prolifération assez active parfois, et qui poursuit sans trève sa marche envahissante et éminemment destructive. — Aussi faut-il agir vite et largement, dès que l'on voit survenir des signes de compression

cérébrale chez un sujet actuellement atteint d'actinomycose d'une région quelconque ; — la même conduite
s'impose, quand même la lésion actinomycosique
serait antérieure et serait depuis complètement guérie ; on pourrait, en ce cas, affirmer presque à coup
sûr une migration de quelques champignons, ayant
vraisemblablement échappé au premier traitement, et
transportés ailleurs par le courant sanguin, une vraie
métastase, en un mot.

Pour ce qui concerne l'actinomycose abdominale,
le traitement chirurgical paraît le seul à proposer.
Ordinairement, la collection purulente vient faire
saillie dans une des fosses iliaques, au-dessus de l'arcade de Fallope, ou aux environs de la cicatrice ombilicale ; parfois aussi elle descend dans le petit bassin ;
et le toucher rectal peut donner des renseignements
sur la situation de l'abcès, le degré de compression
du rectum pouvant amener des symptômes d'obstruction intestinale complète. — Ici encore, il faut agir chi-
rurgicalement : faire la laparotomie, évacuer et drainer
les collections purulentes ; l'entérotomie, dans certains cas, mettra le malade momentanément à l'abri
des accidents d'occlusion. Les cas d'actinomycose
abdominale sont malheureusement d'un pronostic
défavorable ; mais, avec les moyens antiseptiques
qu'on a aujourd'hui à sa disposition, il n'est plus
irrationnel de proposer une intervention, qui n'est,
à tout prendre, pas plus grave dans les cas d'actino-

mycose que dans les cas de tuberculose péritonéale;
et, dans cette dernière catégorie de faits, les résultats
obtenus jusqu'ici par la laparotömie sont de nature à
encourager le chirurgien.

Il ne faut cependant pas trop demander à la chirurgie.

Une dame âgée, opérée par A. Richet d'une résection partielle de la mâchoire, présente une récidive;
M. Peyrot lui fait une opération complémentaire. Une
nouvelle récidive se produit, M. Peyrot renonce à
l'opérer, conseille l'iodure; et..... il est très surpris de
constater une guérison qui persiste pendant les huit
ans de survie de l'opérée (Netter, 20).

§ II. — *Traitement par la lymphe de Koch.*

Tel est le traitement de l'actinomycose préconisé
en 1891 par Billroth et expérimenté par lui dans un
cas d'actinomycose abdominale. Il s'agissait d'un
jeune homme de vingt-sept ans, qui vint, le 7 juillet
1890, à la clinique de M. le professeur Nothnagel, porteur d'une infiltration du quart inférieur gauche de la
paroi abdominale. Dans l'urine on trouvait un dépôt
jaunâtre, composé de petits grains, qu'on reconnut
être des *actinomyces*. Peu après, Billroth, à diverses
reprises, incisa la tuméfaction et ouvrit ainsi des abcès
multiples. Les aponévroses et les muscles étaient

complètement détruits; et une sonde put, par ce chemin, être conduite jusque dans la vessie. Lorsque toutes les parties nécrosées furent éliminées, ce foyer guérit. Mais, pendant ce temps, il s'en était formé un second, qui suppura et dont le pus contenait également des champignons. Du 15 décembre 1890 au 11 février 1891, le malade reçut quinze injections de lymphe de Koch, la première de 1 centigramme, la dernière de 25 centigrammes. Sous leur influence, l'infiltration commença par se ramollir ; puis elle diminua très rapidement de la périphérie vers le centre ; et, en trois semaines, elle disparut complètement. Depuis trois autres semaines, dit l'auteur, elle ne s'est pas reproduite.

L'idée de traiter l'actinomycose par la tuberculine de Koch était, à coup sûr, originale ; et elle a donné, entre les mains de Billroth, un véritable succès, momentané du moins ; — il est, en effet, regrettable que le malade n'ait pas été observé plus longtemps après la guérison apparente ; — et il eût été intéressant de le revoir plusieurs mois après, pour vérifier le maintien de cette guérison et l'absence de toute récidive.

On peut se demander comment a agi la tuberculine dans ce cas : s'il faut admettre une action élective sur le tissu actinomycosique, comme sur le tissu tuberculeux ; ou bien s'il y a coïncidence d'actinomycose et de tuberculose, on l'ignore ; mais M. Max Wolf (de Berlin) a repris ces tentatives et il a rapporté, au vingtième congrès de la Société allemande de chirurgie, que les injections de tuberculine chez les animaux actinomycosiques provoquent les mêmes phénomènes que chez les animaux tuberculeux; passant des animaux à l'homme, le même auteur a pratiqué, chez un malade, une injection d'extrait glycériné d'une culture d'actinomycose sans provoquer aucun phénomène remarquable.

Il est sage de n'accepter cet agent thérapeutique que sous réserves, en tant que traitement curatif, et d'attendre, pour conclure, que de nouvelles observations soient venues confirmer le succès de la première; ce succès paraît être jusqu'aujourd'hui le seul qui ait été obtenu par la tuberculine; — et, d'autre part, il ne faut pas laisser perdre de vue que M. Makora, à la Société des médecins de Buda-Pest (juin 1891), a rapporté un cas d'actinomycose des maxillaires chez un jeune homme de vingt-deux ans, qui subit les injections de Koch sans en retirer aucun bénéfice.

§ III. — *Traitement par l'électro-chimie.*

Lorsque l'actinomycose est limitée aux parties molles, le traitement par le curage et l'extirpation ne s'impose pas; il existe, en France, au moins un cas d'actinomycose de la face, guéri par l'électro-chimie. C'est le cas que M. Darier a présenté à la Société de

dermatologie et de syphiligraphie du 11 juin 1891.
« Le traitement fut le traitement électro-chimique du
Dr Gauthier, c'est-à-dire une injection d'iodure de
potassium décomposé par le courant d'une pile. Trois
séances suffirent pour amener la guérison; chaque
séance était faite à huit jours d'intervalle et à une
intensité de 50 milliampères. Non seulement le résultat
a été curatif, mais les cicatrices sont de moins en
moins visibles, et tout semble concourir à donner la
préférence à cette nouvelle méthode thérapeutique, au
sujet de laquelle l'auteur, M. G. Gautier, a fait
quelques publications depuis une année. Enfin, le
résultat thérapeutique est éloigné, puisqu'il date de
cinq mois. »

A cette communication, M. Besnier a fait l'objection
que l'électrolyse simple aurait pu donner les mêmes
bénéfices, et que, partant, il était inutile de recourir
à une méthode électrique plus encombrante.

« M. le Dr Gautier a répondu que l'électro-puncture
ne lui a donné aucun bénéfice dans ce cas, que les
séances d'électro-puncture, faites pendant un mois et
demi, étaient très douloureuses et sont restées sans
résultat. Que cherche-t-on, d'ailleurs, dans l'application
du courant de pile? ajoute-t-il; on cherche une action
microbicide sur les micro-organismes; or, les expériences prouvent que cette action a lieu au pôle positif,
à des intensités très élevées et qu'il serait impossible de
l'administrer à la face. Grâce à l'électrolyse des corps

naissants, au contraire, il reste prouvé, à la suite d'expériences faites en commun avec M. Charrin, que cette action microbicide se manifeste à 25 milliampères au pôle positif, et aux deux pôles à 50 milliampères. Il semble donc que le double problème ait été résolu de faire des séances électrolytiques efficaces et médicales, par le procédé qu'il recommande : iode naissant et chlorure de cuivre. »

§ IV. — *Traitement par l'iodure de potassium.*

Le procédé de M. Gautier consiste à enrayer le développement du parasite et à le tuer sur place par un antiseptique puissant, l'iode à l'état naissant. L'application en est nouvelle et fait honneur à son auteur ; mais le traitement ioduré lui-même est déjà connu.

M. Thomassen, médecin-vétérinaire à Utrecht, l'emploie depuis longtemps avec succès chez les animaux atteints de glossite actinomycétique ; et dès l'année 1885 il publiait, dans l'*Écho vétérinaire*, de Liège, un travail dont voici la conclusion : « Nous répétons que le traitement interne par l'iodure de potassium suffit toujours ; à la rigueur, on pourrait y joindre le traitement local avec la teinture d'iode. »

M. le professeur Nocard, de l'école vétérinaire d'Alfort, a consigné dans une très instructive brochure parue en 1892, les résultats de ses observations à ce sujet et les expériences qu'il a entreprises pour expliquer le mode d'action de l'iodure dans ces cas. Il rapporte les succès de M. Thomassen, qui possède une statistique de plus de 80 cas guéris en un espace de temps qui n'a jamais dépassé un mois; quatre observations de M. Godbille, vétérinaire à Wignehies (Nord), également avec succès; enfin, une longue observation personnelle très détaillée, où le même traitement a donné des résultats excellents. On remarquera que ces cas se rapportent à l'actinomycose de la langue; cet organe est un des sièges de prédilection de l'actinomycose des bovidés, du moins en certains pays, comme la Hollande, alors qu'en France M. Nocard n'avait pu s'en procurer jusque dans ces derniers mois. Les mêmes heureux résultats ont été obtenus par M. Soucail de Montesquiou-Volvestre; puis par les expériences de Chicago, qui ont donné 131 guérisons pour 185 animaux traités à une période quelconque, soit 71 0/0 de succès, tandis que les propriétaires américains ont eu 53 guérisons sans aucun insuccès en instituant le traitement de bonne heure. Elles ont démontré l'action curative de la médication iodurée sur toute actinomycose, quelle qu'en soit la forme.

Il est tout à fait rationnel de faire l'essai de ce traitement chez l'homme, bien que l'actinomycose de la langue soit assez rare en médecine humaine.

Il n'est pas douteux que le traitement ioduré, s'il est

vraiment efficace, ne soit préférable à l'excision d'une partie de cet organe.

Chez le malade de MM. Darier et Gautier, tout porte à croire que c'est l'iode qui a eu la plus grande part du succès; et, dans un cas semblable, nous n'hésiterions pas à préconiser l'iodure, estimant que le traitement interne est préférable à une intervention chirurgicale dans des régions comme la langue ou la face.

D'ailleurs, il est prouvé que le traitement ioduré donne des succès dans des cas autres que l'actinomycose de la langue ou de la face. M. Meunier (de Tours) a présenté à l'Académie de médecine (séance du 14 mars 1893) un cas d'actinomycose cervicale, guéri, après une simple incision, par l'administration de l'iodure de potassium à l'intérieur et par l'application d'une pommade iodurée.

Il va sans dire que, dans un cas d'actinomycose avancée, avec lésions osseuses considérables, par exemple, on pourrait préférer encore l'exérèse à ce traitement; mais, pour tous les cas de légère ou de moyenne intensité, reconnus à temps, l'iodure de potassium semble le médicament de choix, tant sont convaincants les résultats obtenus chez les animaux par MM. Thomassen, Godbille et Nocard. Ce dernier s'est livré à des recherches concernant le mode d'action de l'iodure; il n'a pas, jusqu'à présent, obtenu de résultats, sauf celui-ci, qui est bien fait pour

exciter la curiosité et diriger les recherches de ce côté :
c'est qu' « une culture d'*actinomyces* n'est en rien
modifiée, quant à sa richesse ou sa rapidité, par l'addition de fortes proportions d'iodure de potassium à la
gélose glycérinée », du moins par l'addition d'un
pour cent.

L'iodure de potassium a produit des résultats tout
aussi heureux dans le traitement de l'actinomycose
humaine, en dehors du cas rapporté par M. Meunier.

M. le professeur Van Iterson (de Leyde) a fait prendre
1,5 à 2 par jour d'iodure de potassium à un capitaine
de navire atteint d'une actinomycose du plancher de
la bouche, avec fistules de la région sous-maxillaire
et avec poussées aiguës successives, dont l'une présenta la forme de l'angine de Ludwig. L'amélioration
fut appréciable dès le début du traitement jusqu'à la
guérison, qui fut complète et s'est maintenue.

Le même chirurgien traita par l'incision une tumeur
dure et sensible que lui présentait un tailleur de la
ville de Leyde. Bien que cette pérityphlite fut différente de ce qu'elle est d'ordinaire, la plaie fût bourrée
de gaze iodoformée et l'opéré parut guéri ; mais il
revint deux mois plus tard ; la plaie réouverte laissait
échapper du pus, dans lequel on trouva des grains
actinomycosiques. Le traitement par l'iodure de potassium fut commencé à la dose d'un gramme ; il fut
continué à celle d'un gramme et demi par jour. La
guérison fut obtenue en trois semaines.

M. le professeur Saltzer (d'Utrecht) appliqua la même médication à une femme de quarante-neuf ans, atteinte d'actinomycose de la mâchoire supérieure, de l'os jugal, du temporal et même du frontal. Il y avait, en outre, du trismus, de la surdité, de l'occlusion des paupières. Dès qu'une incision eut évacué un peu de pus, pour permettre le diagnostic, la médication iodurée fut instituée à la dose de deux grammes et demi par jour. Après six semaines de ce traitement, la guérison était complète. Les moyens adjuvants furent des lotions au sublimé, des pansements à la gaze iodoformée et des collutoires au permanganate de potasse.

M. Vitringa (de Zwolle, Néerlande) a observé, chez un cultivateur de trente-huit ans, une actinomycose qui a débuté par le maxillaire inférieur, s'est ensuite propagée, d'abord à la région sterno-mastoïdienne, puis aux régions sous-mentale, cervicale du côté opposé et costo-sternale du côté correspondant. — Le traitement local au nitrate d'argent restait encore sans effet, lorsque fut commencée la médication iodurée. — La dose fut deux grammes par jour pour commencer, puis dix grammes par semaine; la guérison fut rapide et complète.

Le succès fut tout aussi complet pour un moissonneur de vingt-quatre ans, qui prit deux grammes par jour d'iodure de potassium, sur les conseils de MM. Buzzi et Galli (*Rif. med.*, 6 mai 1893). La guérison fut complète en trois mois.

M. Netter a obtenu un succès beaucoup plus intéressant, et dont il faut lire toutes les perplexités dans les *Bulletins* de la Société médicale des hôpitaux de Paris du 3 novembre 1893. Il a donné 64 grammes d'iodure de potassium en vingt-huit jours, suspendant parfois l'usage du médicament, élevant d'autres fois la dose à 6 grammes par jour. Il a été émerveillé du résultat rapide, complet et durable, sans aucun autre ennui qu'un degré très supportable de coryza et d'hypersécrétion bronchique.

On se demande pourquoi, au Congrès des chirurgiens allemands de 1892, Schlange et Garré préconisent encore l'intervention chirurgicale, eux qui reconnaissent que le traitement ioduré amène la guérison, alors même que l'exérèse n'a pas porté sur la totalité des régions malades..... Si, dans le cas particulier de l'actinomycose, la médecine a désormais plus de part que la chirurgie, pourquoi ne pas le reconnaître ? *Curatio œgrotantis suprema lex !*

§ V. — *Traitement local par le nitrate d'argent.*

L'iodure de potassium est donc un médicament spécifique ; — à côté de lui viendrait s'en ranger un autre, le nitrate d'argent.

Le hasard a fourni au D^r Kœttnitz l'occasion de juger de l'efficacité de cet agent thérapeutique. En 1888,

l'auteur avait à soigner un cas d'actinomycose de
l'angle du maxillaire inférieur, le traitement chirurgical avait donné de nombreux insuccès ; et l'on mar-
chait de récidive en récidive. Les raclages, les pansements iodoformés n'avaient pas amené d'amélioration,
si bien qu' « on commençait à mettre en doute une
guérison radicale, lorsqu'un jour on cautérisa les
fistules avec le crayon de nitrate d'argent. Le résultat
fut merveilleux, les granulations actinomycosiques,
qui tapissaient les parois des abcès, disparurent,
et les fistules se tarirent. La maladie avait duré
depuis deux ans et demi ; et la guérison ne s'est pas
démentie depuis huit mois ». Dans ce premier cas, la
guérison par le nitrate d'argent a été obtenue après
que plusieurs autres antiseptiques s'étaient montrés
insuffisants ; — ce cas n'est pas le seul ; — en 1891, le
D[r] Kœttnitz rapporte trois nouvelles observations, où
les malades furent traités de la même façon ; et une
cure rapide fut obtenue chaque fois.

L'auteur fait suivre ses observations de réflexions
sur le mode d'action du nitrate d'argent ; et il émet
l'opinion que l'*actinomyces* est peut-être très sensible
à certains microbicides, dont serait le nitrate d'argent ; ce serait là, assurément, un sujet d'expérimen-
tation de savoir jusqu'à quel point les cultures d'*actinomyces* sont compatibles avec les sels d'argent.

Des expériences dans le même sens ont été faites
pour un autre champignon qui occasionne, beaucoup

plus rarement que l'*actinomyces*, des maladies chez l'homme, mais dont on connaît néanmoins plusieurs cas : l'*aspergillus niger* (on sait, en effet, qu'une trace infinitésimale d'un sel d'argent arrête instantanément les cultures de ce champignon). Il se passe peut-être quelque chose d'analogue pour l'*actinomyces* ; celui-ci, en présence d'un sel d'argent, verrait sa pullulation entravée ou arrêtée, par suite du terrain devenu impropre à sa culture ; à cette propriété s'ajoute l'action antiseptique et partant microbicide de ce sel ; on s'explique aisément que le champignon soit absolument détruit par cette double action et que, par suite, la guérison soit rapide, comme dans les quatre cas rapportés par M. le D^r Kœttnitz.

§ VI. — *Traitement général.*

Pour tout le traitement de l'actinomycose pulmonaire, les résultats fournis par la statistique sont peu satisfaisants, évidemment à cause du peu d'action directe dont on dispose sur les organes contenus dans la cage thoracique.

De l'avis de M. le Dr Láplace (de Philadelphie), l'actinomycose pulmonaire est difficile à traiter ; et voici pourquoi : comme le noyau central de la maladie est généralement profondément enfoui dans les tissus et que l'affection est souvent reconnue, alors qu'elle

existe depuis un certain temps (ce qui revient à dire
que les lésions sont déjà avancées, que le malade est
amaigri, tousse, rend des crachats fétides contenant
des *actinomyces*, etc.), le traitement trop tardif est
souvent inutile. Tout au plus pourra-t-on instituer un
traitement symptomatique et s'efforcer de soutenir le
plus longtemps possible les forces du malade. Dans
ces cas, on assiste impuissant à l'évolution fatale de la
maladie, très heureux d'avoir posé un diagnostic et de
ne pas avoir confondu l'affection avec la tuberculose,
erreur trop fréquente, et dont l'assiduité seule de
l'examen microscopique peut préserver le médecin.

Une conduite rationnelle, dans quelques cas favorables, serait la résection du poumon; mais, outre le
danger de cette intervention, serait-on assuré d'éli-
miner complètement les parties envahies, et une récidive à bref délai ne serait-elle pas presque fatale?

Le traitement ioduré est assurément indiqué, puisqu'il paraît spécifique. Il réussira peut-être parfois;
mais il a complètement échoué chez la malade de
M. Poncet.

Le véritable traitement de l'actinomycose pulmonaire est dans la prophylaxie, malheureusement
encore peu connue, ainsi que dans un diagnostic précoce; — dans les cas où le diagnostic sera porté
avant que l'état général du malade n'ait subi d'atteinte
sérieuse, il est permis d'espérer que l'éloignement
immédiat du sujet vers un climat plus doux, en même

temps que l'application rationnelle d'antiseptiques tels que l'acide phénique, la térébenthine, etc., sur la muqueuse bronchique donneront de meilleurs résultats que ceux qu'on a obtenus jusqu'à présent. — Ces espérances sont fondées sur l'analogie de cette maladie avec la tuberculose, sur les résultats obtenus dans le traitement de ce dernier processus et aussi sur des examens nécroscopiques, où, plusieurs fois, on a trouvé des *actinomyces* en voie de résorption et de calcification.

Toute la médication tonique et reconstituante y peut trouver sa place, tant par ses ressources hygiéniques que par les moyens pharmaceutiques destinés à combattre la dénutrition.

Le traitement médical n'est donc pas absolument illusoire ; — et il ne faut pas oublier que, dans bien des cas à terminaison fatale, le diagnostic n'a été posé qu'après la mort ; c'est donc de ce côté qu'il faut faire des recherches, qui, on peut l'espérer, aboutiront à des résultats, à mesure que la microscopie clinique prendra plus d'extension.

En présence d'un cas d'actinomycose avérée, il faut empêcher son extension et détruire le parasite sur place ; c'est dire que le traitement chirurgical sera toujours le plus accrédité, dans les régions où il sera possible de l'appliquer, et ce sera souvent le traitement de nécessité. — Pour les suites opératoires, pour s'opposer aux récidives, rien n'empêche le chi-

rurgien de cautériser les parois des abcès et des trajets
fistuleux — par la paquelinisation, ou bien avec le
nitrate d'argent, qui semble agir rapidement et sûrement.

Dans les cas peu avancés d'actinomycose de la
peau, des parties molles, on pourra sans inconvénient
substituer au traitement chirurgical, qui peut laisser
des traces disgracieuses (quand il s'agit du visage,
par exemple), le traitement électro-chimique de
M. le Dr Gautier, qui a fait ses preuves au moins
une fois.

Dans tous les cas, quels qu'ils soient, il paraît
indiqué d'administrer l'iodure de potassium à l'intérieur, puisque ce médicament, d'après le témoignage
des auteurs qui l'ont employé et en font un usage pour
ainsi dire journalier, donne des « résultats certains,
constants, rapides, en un mot infaillibles, au point que
cela tient du merveilleux », selon l'expression de M. le
professeur Nocard. — Quoi qu'il en soit, le traitement
ioduré à fortes doses, tel qu'il est recommandé par
les vétérinaires, et surtout par M. Netter, ne saurait
avoir d'autres inconvénients que celui des phénomènes d'iodisme, qui ne sont pas graves et qu'on peut
faire cesser rapidement en supprimant le médicament
une fois l'organisme saturé par la médication iodurée,
pour le reprendre après quelques jours d'interruption.
L'iodure de potassium servirait en quelque sorte de
traitement général de la maladie, — alors que, loca-

lement, on interviendrait par la chirurgie, les antiseptiques, les caustiques et l'électro-chimie, et seulement dans la mesure rationnelle, qui sera mieux établie lorsque la question aura fait de nouveaux progrès.

TABLE ANALYTIQUE DES MATIÈRES

	Pages.
Chapitre premier. — **Historique**	1
Chap. II. — **Biologie de l'actinomyces**	10
I. — Morphologie	10
II. — Procédés de coloration	13
III. — Cultures	16
IV. — Inoculations	23
V. — Polymorphisme. Classification	28
VI. — Conditions de vitalité du parasite	31
Chap. III. — **Formes cliniques de l'actinomycose**	33
Formes ordinaires	36
I. — Actinomycose buccale et cervicale	36
II. — Actinomycose cutanée	88
III. — Actinomycose thoracique	95
IV. — Actinomycose abdominale	125
V. — Actinomycose des os	140
Formes secondaires	157
Formes exceptionnelles	163
I. — Actinomycose néoplasique limitée	163
II. — Maladie de Madura	164
Chap. IV. — **Diagnostic**	169
I. — Diagnostic clinique	171
II. — Diagnostic histologique	181
Chap. V. — **Pronostic**	191
Chap. VI. — **Étiologie et prophylaxie**	196
I. — Part du traumatisme	197

II. — Contact avec les bestiaux................. 200
III. — Étiologie par les plantes................. 204
IV. — Influence de l'alimentation............... 214
V. — Indications prophylactiques............... 219
CHAP. VII. — **Traitement** 236
I. — Traitement chirurgical................. 237
II. — Traitement par la lymphe de Koch........ 241
III. — Traitement par l'électro-chimie.......... 243
IV. — Traitement par l'iodure de potassium..... 245
V. — Traitement par le nitrate d'argent......... 250
VI. — Traitement général................... 252

TABLE ALPHABÉTIQUE

Abcès actinomycotiques, 36, 40, 50, 56, 60, 61, 63, 67, 68, 75, 79, 84, 89, 90, 93, 97, 99, 102, 107, 108, 113, 117, 126, 138, 160, 166, 173, 176, 182, 192, 198, 206, 208, 209, 241.

Abcès ossifluents tuberculeux (CONFUSION AVEC LES), 127, 152.

Abdominale (ACTINOMYCOSE), 4, 5, 6, 99, 125 et s., 193, 198, 201, 240, 241.

Ablation chirurgicale du foyer, 237.

Acétate de soude, 15.

Actino-cladothrix, 15, 17, 18, 167, 205, 234.

Actinomyces bovis, 2, 10, 19, 28, 32, 47, 86, 87, 143, 144, 166, 196, 230, 233.

Actinomyces hominis, 3, 10, 28, 166, 183.

Adéno-phlegmons, 39, 40, 67, 73.

Adénite actinomycosique (L') **n'existe pas,** 34, 94, 174, 175.

Agar-agar, 16, 19, 20, 21, 29, 78.

Aisselle (ACTINOMYCOSE DE L'), 102, 107, 114.

Alimentation (INFLUENCE DE L'), 197, 214.

Amputation du pied de Madura, 165.

Amygdale (ACTINOMYCOSE DE L'), 37, 205, 216.

Amyloïde (DÉGÉNÉRESCENCE) après l'actinomycose, 127.

Anaérobiose de l'actinomyces, 20, 22, 31, 157, 195.

Anémie actinomycosique, 106, 109, 116, 122, 135.

Anévrysme de l'aorte simulé par un foyer prévertébral d'actinomycose, 123, 181.

Angine de Ludwig, 38, 248.

Aniline pour coloration, 13.

Anus (Actinomycose de la marge de l'), 130.
Aristol contre l'actinomycose, 51.
Arsenic, 111.
Arthrite temporo-maxillaire, 39.
Ascite, 136.
Aspergillus niger, 187, 188, 189, 252.
Asymétrie temporaire du visage, 48.
Autoplastie, 46.
Bassin (Actinomycose du), 141, 238, 240.
Bâtonnets, 19, 20.
Baume du Canada, 13, 14.
Bestiaux (Contact avec les), 200, 202.
Biologie de l'actinomyces, 10, 196.
Bouillons de culture, 16, 17, 19, 21, 29.
Bovine (Actinomycose), 2, 4, 5, 7, 8.
Bronchite chronique (Confusion avec la), 95, 101.
Broncho-pneumonie, 101, 113, 114, 115, 180.
Buccale (Actinomycose), 36, 40, 125, 248.
Cachexie actinomycosique 122, 131, 136.
Calcification de l'actinomyces, 11, 215.
Cancer (Confusion avec le), 4, 122, 177, 179, 181.
Capsule surrénale (Actinomycose de la), 158.
Caractères histologiques, 10 11, 17, 29, 47, 77, 107, 110, 111, 114, 118, 120, 124, 131, 160, 165, 166, 167, 169, 170, 176, 179, 181, 182, 187.
Carie (Confusion avec la), 8, 97, 166.
Carie dentaire, son rôle, 36, 40.
Caverne osseuse, 145.
Caverne pulmonaire, 180.
Cerveau (Actinomycose du), 39, 158, 159, 161, 162, 177, 239.
Cervicale (Actinomycose), 36, 199, 209, 247, 249.
Champignon mucédiné, 31.
Chéloïde, 104.
Chlorée (Eau) contre l'actinomycose, 55, 62.
Chlorure de zinc, 103.
Chute des poils, 94.
Cicatrice (Actinomycose d'une), 88.
Cladothrix, 15, 30, 167.
Classification de l'actinomyces, 28.
Clavicule (Actinomycose de la), 105, 140, 141.
Cœur (Actinomycose du), 101, 216.
Côlon (Actinomycose du), 6.
Coloration histologique de l'actinomyces, 13.
Coma, 161.
Conditions de vitalité de l'actinomyces, 31.
Configuration des grains actinomycétiques, 10, 17, 29, 90.
Constitution (Influence de la), 235.

Contact avec les bestiaux, 200.

Contagiosité, 87, 200, 202, 203, 209.

Contamination par les végétaux moisis, 204, 220.

Contamination par les aliments, 214, 220.

Contracture par actinomycose, 162.

Convulsions par actinomycose cérébrale, 161, 162.

Côtes (ACTINOMYCOSE DES), 5, 102, 104, 105, 107, 108, 109, 113, 115, 117, 123, 141, 150, 153, 154, 156, 160, 238, 249.

Coude (ACTINOMYCOSE DU), 100.

Coxalgie double actinomycosique, 120.

Crachats actinomycosiques, 77, 95, 101, 102, 104, 107, 112, 180, 183, 189, 229, 233.

Crâne (ACTINOMYCOSE DU), 39, 141, 154.

Cristaux de leucine, 186.

Cristaux de cholesterine, 187.

Croissance de l'actinomyces, 17.

Cultures d'actinomyces, 16, 78, 167, 179, 189, 224, 230, 252.

Curetage de foyers actinomycosiques, 42, 45, 53, 54, 62, 64, 66, 71, 83, 90, 103, 110, 151, 160, 171, 194, 238, 251.

Cutanée (ACTINOMYCOSE), 75, 85, 88 et s., 109, 172, 173, 179, 191, 243.

Début de l'actinomycose, 192, 197.

Découverte de l'actinomycose, 1, 2, 4.

Décubitus (ACTINOMYCOSE PAR), 213.

Dentaires (MALADIES), 36, 40, 56, 58, 61, 67, 73, 80, 85, 90, 147, 148, 149, 171.

Diagnostic de l'actinomycose, 169.

Diagnostic clinique, 171.

Diagnostic histologique, 181.

Diaphragme, 99, 105.

Diarrhée actinomycotique, 126.

Dimensions des grains actinomycétiques, 10, 11.

Durée de l'actinomycose, 192.

Dysphagie, 39.

Echynobotrium, 234.

Électro-puncture, 244.

Embolie actinomycosique, 157.

Ensemencement de la paille par du pus d'actinomycose, 230, 231.

Ensemencement d'une graine par du pus d'actinomycose, 230.

Entérotomie, 240.

Envahissante (MARCHE), 37, 38.

Éosine, 15, 77.

Épaule (ACTINOMYCOSE DE L'), 100.

Épilepsie par foyer cortical d'actinomycose du cerveau, 161.

Épithélioma (Confusion avec un), 4, 122, 177.

Erysiphe graminis, 232, 233, 234.

Essence de lavande, 14.

Éther, 15.

Étiologie, 196.

Étiologie par les plantes, 204.

Expectoration actinomycosique, 77, 95, 98, 107, 112, 180, 183, 189.

Extirpation, 63, 237.

Face (Actinomycose de la), 88, 91, 163, 177, 178, 243, 247.

Faux actinomyces, 186, 187, 190.

Fémur (Actinomycose du), 141.

Feutrage fibrillaire central du gazon, 11.

Fièvre typhoïde (Confusion avec la), 127.

Fistules des mâchoires, 38, 42, 43, 44, 46, 60, 75, 81, 86, 93, 172, 173, 176, 248.

Fistules diverses, 39, 61, 65, 70, 73, 76, 80, 84, 94, 97, 99, 109, 117, 120, 135, 160, 162, 166, 172, 174, 238.

Fistule de l'œsophage, 123, 124.

Fistule de la région inguinale, 126.

Fluorescéine, 14.

Foie (Actinomycose du), 6, 100, 105, 138, 157, 158, 162, 177.

Follicules pileux altérés par l'actinomycose, 94.

Forme typique de l'actinomyces, 12.

Formes cliniques de l'actinomycose, 33.

Forme abdominale, 99, 179, 181, 192, 240.

Forme bénigne, 33, 192.

Forme cérébrale, 33, 158, 159, 160, 162, 192.

Forme buccale, 81, 186, 205.

Forme cervicale, 33, 36, 81, 177.

Forme maligne, 33, 191, 192.

Forme maxillaire, 33, 36, 81, 176, 192.

Forme néoplasique limitée, 33, 163.

Forme thoracique, 33, 77, 95, 179, 180, 192.

Forme très infectieuse, 33, 191.

Forme lombo-abdominale, 33.

Forme péritonéale, 33.

Forme pyohémique, 33, 35, 99, 192.

Formes ordinaires, 36.

Forme massétérine, 81.

Forme cutanée, 88, 175, 192.

Formes secondaires, 157, 162, 177, 192.

Formes exceptionnelles, 163.

Foyers secondaires d'actinomycose, 34, 35, 77, 157, 160, 162, 177.

Foyers prévertébraux, 39, 113, 119, 123.

Foyers circonscrits; leur ablation chirurgicale, 237.

Fractures spontanées (Pas de), 156.

Frontal (Actinomycose du), 249.

Fugacité des caractères histologiques de quelques préparations d'actinomyces, 228, 229.

Fuchsine pour coloration histologique, 14.

Furonculose actinomyco-sique, 63.

Gazon d'actinomycose, 11, 15, 29, 96.

Gélatine, 16.

Gomme tuberculeuse, 40, 179.

Gomme syphilitique (Confusion avec une), 179.

Grains caractéristiques de l'actinomycose, 10, 11.

Granulations actinomyco-siques, 109, 110, 117, 126, 135.

Hémoptysies, 101, 181.

Histologie, 10, 11, 17.

Historique, 1.

Huile d'aniline, 14.

Humidité des terres, des prairies, des granges, 204, 205, 210, 213.

Hydrogène pour les cul-tures, 31.

Hyoïdienne (Actinomycose de la région), 63, 64, 67, 81.

Indications prophylacti-ques, 219, 235.

Indications thérapeutiques, 235.

Induration autour des foyers actinomycosiques, 36, 52, 54, 61, 68, 69, 75, 81, 82, 89, 91, 92, 174, 175, 176.

Infectieuse (Actinomycose), 6, 34, 77, 192, 193, 219.

Infection par les vaisseaux sanguins, 34, 142, 157, 177.

Infection ganglionnaire (l') n'existe pas, 34, 94, 174, 175.

Infection mixte, 176, 190, 195.

Influence de l'alimentation, 214.

Influenza, prodromique d'actinomycose, 106, 128.

Inguinale (Actinomycose), 128.

Inoculations d'actinomy-cose en général, 23, 198, 224, 231, 234, 235.

Inoculations au lapin, 1, 24, 25, 26, 27, 77, 142, 224, 225, 228.

Inoculations au veau, 27.

Inoculations à la chèvre, 24, 224.

Inoculations au mouton, 26.

Inoculations au cobaye, 24, 26, 224.

Inoculations au rat, 26.

Inoculations au chat, 26.

Inoculations au chien, 26, 224.

Inoculations dans le corps vitré, 25.

Inoculations dans la tra-chée artère, 225.

Inoculations dans la cham-bre antérieure, 25, 27, 77, 225, 228.

Inoculations dans la langue, 225.

Inoculations dans le péritoine, 24, 25, 27, 142, 225.

Inoculations dans les alvéoles dentaires, 225.

Inoculations dans la paroi abdominale, 24.

Inoculations dans le tissu cellulaire de la joue, 225.

Inoculations dans la plèvre, 25, 142, 224, 225.

Inoculations dans la moelle des os, 225.

Inoculations dans les sinus frontaux, 225.

Inoculations dans la veine jugulaire, 142.

Inoculations de la paille, 230, 231.

Inoculations de graines, 230.

Intestin (ACTINOMYCOSE DE L'), 125, 126, 184, 208, 215, 240.

Involution (FORME D'), 12.

Iodoforme, 55, 60, 71, 83, 110, 248, 249, 251.

Iodo-iodurée (SOLUTION) pour coloration histologique, 13, 14.

Iodure de potassium, 7, 115, 120, 121, 122, 123, 124, 241.

Irrigations chaudes, 32.

Jeune âge (INFLUENCE DU), 235.

Joue (ACTINOMYCOSE DE LA), 37, 51, 88, 89, 90, 91, 179, 217.

Langue (ACTINOMYCOSE DE LA), 37, 179, 202, 207, 208, 211, 245, 246, 247.

Langue (FAUSSE ACTINOMYCOSE DE LA), 188.

Laparotomie, 193, 240.

Leptothrix, 185, 186.

Leucine (CRISTAUX DE) simulant l'*actinomyces*, 186.

Lèvre (ACTINOMYCOSE DE LA), 79, 216.

Lupus (CONFUSION AVEC LE), 88, 89, 178, 179, 208.

Mains (ACTINOMYCOSE DES), 88, 179, 207, 208.

Maladie de Madura, 35, 164.

Malaire (ACTINOMYCOSE DE LA RÉGION), 64, 217.

Marche de l'actinomycose, 37, 38, 191.

Massue (RENFLEMENTS EN), 11, 12, 15, 29.

Mastication entravée, 39.

Mastoïdienne (ACTINOMYCOSE), 5.

Maxillaire (ACTINOMYCOSE DU), 5, 6, 8, 36, 40, 49, 51, 57, 59, 61, 73, 80, 83, 84, 93, 141, 143, 144, 151, 152, 153, 163, 171, 173, 176, 199, 202, 209, 230, 241, 243, 249, 251.

Maxillaire supérieur, 39, 85, 249.

Médiastin (ACTINOMYCOSE DU), 97, 102, 119.

Méninges (ACTINOMYCOSE DES), 39.

Méningo-encéphalite (CONFUSION AVEC LA), 38.

Métastatique (ACTINOMYCOSE), 157, 240.

Méthyle (VIOLET DE) pour coloration histologique, 14.

Microcoques, 19.

Millet, véhicule d'actinomyces, 79.

Mollet (ACTINOMYCOSE DU), 99.

Morphologie de l'actinomyces, 10, 17, 28, 30.

Mucédinée (L'ACTINOMYCES EST UNE), 31.

Muscles (ACTINOMYCOSE DES), 97, 107, 111, 216.

Mycélium de l'actinomyces, 11, 14.

Mycétoma, 165, 166, 168.

Nécrose, 140, 145, 176, 242.

Nez (ACTINOMYCOSE DU), 201.

Nitrate d'argent contre l'actinomycose, 249, 250.

Obstruction intestinale par actinomycose, 240.

Occlusion des mâchoires par actinomycose, 38, 52, 58, 75, 80.

Occlusion des paupières par actinomycose, 52, 249.

Œsophage, voie d'introduction de l'actinomyces, 93, 98, 122, 123, 124, 142.

Œufs de poule pour culture de l'actinomyces, 20.

Ombilicale (ACTINOMYCOSE DE LA RÉGION), 109, 110, 126, 240.

Omoplate (ACTINOMYCOSE DE L'), 102, 108, 109, 114, 206.

Opérations secondaires, 60, 66.

Os (ACTINOMYCOSE DES), 140, 145, 238.

Ostéite (CONFUSION AVEC), 3, 8, 34, 67, 75, 85, 97, 145, 151, 172, 176.

Ostéophytes, 149, 152.

Ostéo-sarcome du maxillaire, 1, 2.

Paille de blé moisie, 40, 222, 223, 225, 231, 232.

Paquelinisation de foyers actinomycosiques, 42, 55, 62, 110, 238, 255.

Paralysie faciale, 48, 75, 76, 161.

Paralysie des membres, 161.

Parotidite suppurée, 39, 53.

Parotidienne (RÉGION), siège d'actinomycose, 73, 75, 81, 163.

Péri-adénites, 39.

Péricarde (ACTINOMYCOSE DU), 101.

Péricardite, 97, 101.

Périmétrite (CONFUSION AVEC LA), 127.

Périostite, 61, 104, 143, 152, 153, 171, 174, 238.

Péritoine (ACTINOMYCOSE DU), 107, 111, 125.

Péritonite partielle suppurée, 127.

Pérityphlite, 128, 129, 132, 248.

Permanganate de potasse, 249.

Phéniqué (TRAITEMENT), 83, 96, 254.

Phlegmon du plancher de la bouche, 38.

Phlegmon actinomycotique de l'abdomen, 126.
Phlegmon chronique, 173.
Picrocarmin pour colorer, 13, 77.
Pied de Madura, 35, 164, 181.
Pigeons (ACTINOMYCOSE PRÈS DES), 79.
Pleurésie, 97, 101, 105, 106, 107, 115, 116, 119, 121, 122, 123, 133, 142, 160, 180, 181, 185, 238.
Police sanitaire de l'actinomycose, 217, 218, 221.
Polymorphisme de l'actinomyces, 28, 234.
Pomme de terre pour cultures, 17, 29.
Potasse caustique, 15.
Poumon (ACTINOMYCOSE DU), 6, 8, 77, 95, 97, 100, 103, 105, 108, 111, 112, 113, 115, 119, 142, 180, 185, 187, 188, 189, 207, 238, 252.
Préparation histologique de l'actinomyces, 11.
Prévertébrale (ACTINOMYCOSE), 4, 97, 98, 107, 108, 109, 113, 123, 156, 206.
Professionnelle (ACTINOMYCOSE), 78.
Pronostic, 191, 194, 236.
Propagation de l'actinomycose par voie directe, 38.
Prophylaxie, 196, 219, 235.
Psoïtis (CONFUSION AVEC LA), 127, 129.
Purpura pendant l'actinomycose, 135.

Pus d'actinomycose, 10, 50, 52, 53, 57, 59, 62, 63, 68, 69, 70, 76, 82, 86, 90, 93, 94, 99, 107, 108, 109, 113, 117, 120, 124, 126, 128, 129, 133, 134, 136, 138, 161, 163, 176, 182, 208, 230.
Pyohémie chronique, 3, 180.
Pyrogallate de potasse, 21.
Rachis (ACTINOMYCOSE DU), 4, 97, 98, 107, 108, 109, 113, 119, 123, 141, 153, 154, 155.
Rate (ACTINOMYCOSE DE LA), 99, 100, 158.
Ray-fungus, 190.
Rectum, voie d'évacuation d'un foyer d'actinomycose abdominale, 126, 128, 129, 184.
Rein (ACTINOMYCOSE DU), 100, 138, 158, 177.
Rémissions, 191.
Résection des articulations de la hanche de chaque côté, 120.
Résections en général, 239, 253.
Résistance de la vitalité de l'actinomyces, 31, 32.
Rhumatisme (CONFUSION AVEC LE), 38.
Sacrum (ACTINOMYCOSE DU), 213.
Safranine (COLORATION PAR LA), 13.
Salicylique (ACIDE) contre l'actinomycose, 71.
Sarcome (CONFUSION AVEC LE), 65, 66, 143, 163, 171, 172.
Schizophytes, 22, 30.

Scléreuse (Transformation) autour des foyers actinomycosiques, 43, 46.

Scoliose, 107.

Scrofule (Confusion avec la), 4, 8, 84, 173.

Sécheresse de la peau par actinomycose, 94.

Secondaire (Actinomycose), 6.

Sein (Actinomyces du), 6, 102.

Selles (Actinomyces dans les), 184.

Sequestres, 140, 145, 176.

Sérum sanguin, 16, 29.

Soins consécutifs aux opérations, 60.

Soude caustique, 15.

Spina ventosa, 38.

Spores d'actinomyces, 30.

Sterno-mastoïdienne (Actinomycose), 53, 61, 62, 63, 69, 249.

Sternum (Actinomycose du), 102, 104, 141, 238, 249.

Stomatite des pigeons, 79.

Strumeux (Abcès) du cou, 39.

Sublimé contre l'actinomycose, 54, 55, 57, 60, 66, 71, 130, 249.

Surdité par actinomycose, 249.

Surrénale (Actinomycose de la capsule), 100.

Syphilis tertiaire comparable à l'actinomycose, 75, 104, 177.

Teinture d'iode, 245.

Température (Action de la) sur l'actinomyces, 32.

Temporale (Actinomycose de la région), 75, 81, 163, 249.

Térébenthine pour le traitement, 96, 254.

Terminaisons de l'actinomycose, 192.

Thérapeutique, 236.

Thoracique (Actinomycose), 6, 88, 95 et s., 115, 125, 201, 207.

Thoracentèse, 107, 117, 134.

Tibia (Actinomycose du), 239.

Traitement, 236.

Traitement chirurgical, 237.

Traitement par la lymphe de Koch, 241.

Traitement par l'électrochimie, 243.

Traitement par l'iodure de potassium, 245.

Traitement par le nitrate d'argent, 250.

Traitement général, 252.

Transport par les vaisseaux sanguins, 34.

Traumatisme et actinomycose, 197, 200.

Trépanation pour actinomycose, 161, 239.

Trichine enkystée; sa différenciation d'avec l'actinomycose calcifiée, 215.

Trismus par actinomycose, 38, 39, 52, 58, 75, 80, 249.

Tuberculine en injections hypodermiques, 106.

Tuberculose (Confusion avec la), 3, 8, 40, 65, 66, 84, 94, 97, 100, 101, 104, 151, 156, 173, 177, 180, 183, 218, 253.

Tuberculose coexistant avec actinomycose, 106. 242.

Typhlite, 129, 132.

Ulcère actinomycosique, 41, 42, 65, 69, 91, 94, 102, 109, 126, 144, 147, 177.

Urine actinomycotique, 126, 184, 208, 241.

Utérus et actinomycose, 194.

Vertébrale (ACTINOMYCOSE), 4, 97, 98, 107, 108, 109, 113, 119, 123, 124, 141, 150, 153, 415, 155, 156, 238.

Vessie (ACTINOMYCOSE DE LA), 126, 208, 242.

Vie latente de l'actinomyces, 32.

Violet de méthyle, 14.

Vitalité de l'actinomyces, 31, 32.

Voies lymphatiques, 34.

Xylol, 14.

Zygomatique (ACTINOMYCOSE DE LA RÉGION), 88, 91, 163, 249.

TABLE DES NOMS D'AUTEURS

Afanassiew, 19, 185.
Albert, 207.
Arloing, 221.
Audibert (d') Caille du Bourguet, 7, 91.
Augagneur, 8, 219.
Augier, 6, 47, 170, 183.
Babès, 13, 30, 33, 35, 163, 190.
Baillon, 30.
Baranski, 13.
Bassini, 165.
Beadles, 106.
Bérard, 24, 26.
Bernard, 46, 48, 144, 145, 146, 147, 148, 149.
Bertha, 88, 94, 179, 208.
Besnier, 244.
Billroth, 241.
Birsch–Hirschfeld, 21.

Bizzozéro, 186.
Bollinger, 2, 3, 158, 163.
Boström, 16, 30, 124, 149, 153, 197, 210, 211.
Braatz, 30, 83, 213.
Brigidi, 158.
Bristowe, 165.
Brocq, 168.
Brown (G.), 217.
Buchner, 21.
Bujwid, 19, 20, 21.
Bulhoes, 201.
Buman, 217.
Burger, 161.
Buzzi, 207, 249.
Canali, 95, 96, 184.
Cantani, 2.
Cart, 192.
Carter (Vandycke), 165, 167.
Cecil Beadles, 106.
Chiari, 125, 126, 215.
Choux, 6, 66, 67, 213.

Coignet, 85.
Comte, 53.
Conti, 207.
Copeman, 189.
Cornil, 30, 33, 35, 163.
Crœmer, 126.
Crookshank, 218.
Curnow, 165.
Curtze, 204.
Darier, 6, 88, 178, 243, 247.
Davaine, 4.
Debove, 122.
Dedrie, 230.
Demons, 90.
Denys, 6,
Depage, 66.
Derville (Léon), 228.
Domec, 29, 30.
Dor, 7, 8, 21, 22, 24, 26, 27, 31, 72, 77, 82, 84, 86, 97, 172, 193.
Doyen, 6, 19, 209.

DRAPPIER (A.), 228.
DUBREUILH, 7, 89, 93.
DUCKERS, 215.
ESMARCH, 36.
FÉLIZET, 238.
FEURER, 128.
FIRKET, 5, 12, 33, 186, 206, 212.
FISCHER, 88, 208, 223.
FLORMANN, 14.
FLUGE, 30.
FOURNIER, 178.
FRELIER, 143, 218.
GAILLETON, 219.
GALLI, 249.
GAMALEÏA, 30.
GANGOLPHE, 9, 140, 141, 142, 143, 150, 151, 152, 154.
GARRÉ, 194, 250.
GAUTIER, 6, 88, 178, 244, 245, 247, 255.
GEMY, 167.
GENTIT, 70.
GIBBON (Septimus), 205.
GLASER, 163, 201, 203.
GODBILLE, 246, 247.
GRAM, 13, 23.
GUDER, 6, 31, 49, 55, 58, 170, 202, 229.
HACKER, 37.
HANAU, 5, 6.
HARTMANN, 88, 201.
HARZ, 2.
HEUCK, 106.
HEWLETT (R.-T.), 166.
HICGUET, 186.
HOCHENEGG, 198.
HODENPYL (E.), 112,

114, 183.
HOHENEGG, 88.
SRAEL, 3, 16, 20, 24, 27, 29, 35, 99, 141, 163, 185, 199, 200, 216.
IVANOW, 318.
JEANDIN, 5, 31, 171, 229.
JENSEN, 205.
JOHNE, 16, 205, 216, 234.
JULLIARD, 5.
JULLIEN, 5.
KANTHACK, 100, 165.
KAPOSI, 88, 94.
KAPPER, 38.
KELLER, 4, 160, 237.
KEMPER, 164.
KISCHENSKY, 17, 18.
KLEBS, 6.
KOCH, 29, 241, 242, 243.
KOCK (K.), 99.
KOCHER, 5, 63.
KOELHER, 239.
KOETTNITZ, 250, 251, 252.
KRAL, 21.
LABOULBÈNE, 4.
LANGENBECK, 3, 4, 154.
LANGHAUS, 5, 131, 229.
LAPLACE, 252.
LEBERT, 3, 12.
LEGRAIN (Ém.), 6, 7, 32, 88, 91, 92, 209.
LEJEUNE, 6, 217.
LEMIÈRE, 14, 23, 28,

222, 223, 227, 228, 230.
LEBEBOULLET, 217.
LESER, 88.
LIEBMAN, 230, 234.
LIÉNAUX, 24, 27, 31.
LINDT, 6.
LOESCH, 186.
LOUIS, 3.
LOVERDO (Jean), 232, 233.
LUBARSCH, 6.
LUCET, 56.
LURH, 88, 94, 152, 201.
LUMNICZER (J·), 101, 181.
LUNING, 6.
MAGALHÆS, 201.
MAKORA, 243.
MANDEREAU, 26, 220.
MAURI, 5.
MAYDL, 202.
MEUNIER, 7, 172, 193, 247, 248.
MOSSELMAN, 24, 27, 31.
MULLER, 88, 212.
MUNCH, 5.
NETTER, 7, 115, 116, 118, 119, 120, 121, 122, 124, 145, 155, 181, 193, 241, 250, 255.
NOCARD, 5, 6, 8, 31, 196, 204, 211, 218, 219, 221, 245, 246, 247, 255.
NORDEN, 152.
NOTHNAGEL, 241.

ORLOFF, 158.
PALTAUF, 101.
PARADIS, 66.
PARTSCH, 88.
PAULY, 84.
PERRONCITO, 1.
PEYROT, 119, 241.
PFLUG, 185.
PIANA, 206.
PLICQUE, 94.
POLLOSSON, 7, 84, 172.
PONCET, 7, 9, 33, 72, 76, 83, 85, 142, 172, 173, 202, 203, 236, 253.
PONFICK, 4, 27, 39, 124, 154, 198, 199, 209.
POUPART, 41, 42.
PORT, 160.
PYE-SMITH, 205.
RANÇOM, 184, 208.
REDIER, 43.
REVERDIN (J.-L.), 51, 170, 208.
RICHET (A.), 241.

RIVIÈRE, 83.
RIVOLTA, 1.
ROBIN, 3.
ROCHET, 7, 8, 78, 83, 173, 177, 192, 212.
ROGER, 33, 35, 230.
ROSER, 38.
ROUSSEL, 6, 14, 19, 186.
ROUX, 6, 60, 62, 64, 199.
RÜTIMEYER, 6.
SABRAZÈS, 7, 89.
SALMON, 219.
SALTZER, 249.
SCHLÄNGE, 120, 194, 239, 250.
SCHMORL, 21.
SCHULTZ, 19.
SNOW (H.), 102, 184.
SOLTMANN, 206.
SOUCAIL, 246.
STIÉNON, 66.
STIME, 219.
STRAUSS, 30.
TABURET, 7, 93, 94.
TAVEL, 63.

THIRIAR, 6, 27, 64, 88, 217.
THOMASSEN, 193, 245, 246, 247.
TILANUS, 88, 177.
ULLMANN, 191.
VACHETTA, 212.
VAN DER STRAETRN, 6, 131, 140, 235.
VAN ITERSON, 248.
VERRIEST, 6.
VINCENT, 167.
VIRCHOW, 101, 215, 216.
VITRINGA, 249.
VON EISELBERG, 194.
VON HEILLE, 206.
VON WINIWARTER, 6, 108, 110.
WEIGGERT, 13.
WHEATON, 169, 187.
WOOLF, 20, 24, 29, 232, 233, 242.
WOLFLER, 179, 207.
ZAHN, 54.
ZEMANN, 126, 184.

CORBEIL. — IMPRIMERIE CRÉTÉ-DE L'ARBRE.

www.ingramcontent.com/pod-product-compliance
Ingram Content Group UK Ltd.
Pitfield, Milton Keynes, MK11 3LW, UK
UKHW021526080726
13613UKWH00008B/127